Auxiliar

de enfermería

de urgencias

MARTIN STERLING

Índice de contenidos

Introducción   15

- **La realidad de trabajar como auxiliar de enfermería en un servicio de urgencias**   16
- **La importancia de la formación y la experiencia práctica**   17
- **Objetivos de este libro**   19

Capítulo 1: Descubrir la emergencia   23

- **Historia y desarrollo del Servicio de Urgencias**   24
  - Los orígenes de los servicios de urgencia   24
  - Cambios en las prácticas y tecnologías   26
- **Organización del Servicio de Urgencias**   28
  - Estructura y diseño   28
  - Personal y funciones   31
- **Un día normal en Urgencias**   33
  - Los diferentes turnos (mañana, tarde, noche)   33
  - Gestión del flujo de pacientes   35

Capítulo 2: Funciones y misiones del auxiliar de cuidados de urgencia — 39

- **Descripción de la función del asistente** — 40
  - Tareas generales — 40
  - Diferencias con otros servicios hospitalarios — 42
- **Competencias técnicas e interpersonales** — 44
  - Técnicas específicas de emergencia — 44
  - Comunicación con los pacientes y sus familias — 46
  - Colaboración con el equipo médico — 49
- **Gestión del estrés y las emociones** — 51
  - Técnicas de gestión del estrés — 51
  - La importancia del apoyo psicológico — 53

Capítulo 3: Cuidados básicos de urgencia — 57

- **Acoger e instalar al paciente** — 58
  - Primeros contactos y evaluación — 58
  - Traslado a la sala de tratamiento — 60
- **Toma de constantes vitales** — 62

- Metodología e importancia de cada constante — 62
- Interpretación de los resultados y medidas que deben adoptarse — 64
- **Higiene y prevención de infecciones** — 67
  - Técnicas de lavado de manos — 67
  - Utilización de equipos de protección individual (EPI) — 69
- **Movilidad y comodidad del paciente** — 72
  - Técnicas de movilización seguras — 72
  - Gestión del dolor y el confort — 74

Capítulo 4: Situaciones de emergencia específicas — 79

- **Urgencias cardiovasculares** — 80
  - Tratamiento del infarto de miocardio — 80
  - Control de la parada cardiaca — 82
- **Urgencias respiratorias** — 84
  - Asistencia respiratoria y oxigenoterapia — 84
  - Tratamiento del asma aguda grave y la EPOC descompensada — 87
- **Urgencias neurológicas** — 90
  - Tratamiento del ictus — 90

- ○ Tratamiento de las convulsiones — 93

- **Trauma** — 95
  - ○ Tratamiento del politraumatismo — 95
  - ○ Tratamiento de fracturas y heridas — 98

Capítulo 5: La comunicación en el servicio de urgencias — 103

- **Comunicación con el paciente** — 104
  - ○ Escucha activa y empatía — 104
  - ○ Adaptación a diferentes perfiles de pacientes — 106
- **Comunicación con el equipo médico** — 109
  - ○ Transmisión de información y comentarios — 109
  - ○ Trabajar en un equipo multidisciplinar — 111
- **Comunicación con las familias** — 114
  - ○ Anuncio y explicación de la situación — 114
  - ○ Apoyo y orientación psicológicos — 116

Capítulo 6: Protocolos y procedimientos — 119

- **Protocolos asistenciales** — 120

- - Seguimiento de protocolos para distintos tipos de atención — 120
  - La importancia del rigor y la precisión — 122
- **Procedimientos de emergencia** — 125
  - Aplicación de procedimientos para situaciones críticas — 125
  - Simulación y formación regular — 127

Capítulo 7: Ética y conducta profesional en los servicios de urgencias — 131

- **Principios éticos fundamentales** — 132
  - Respeto de la dignidad del — 132
  - Confidencialidad y privacidad — 134
- **Dilemas éticos en urgencias** — 137
  - Toma de decisiones en situaciones críticas — 137
  - Gestión de conflictos de intereses — 140
- **Legislación vigente** — 142
  - Derechos de los pacientes — 142
  - Responsabilidades jurídicas de los asistentes sanitarios — 145

Capítulo 8: Desarrollo profesional y personal — 149

- **Formación continua y especialización** — 150

- Oportunidades de formación y certificación — 150
- Especialidades en urgencias — 153
- **Bienestar y vida equilibrada** — 156
  - Estrategias para prevenir el agotamiento — 156

Capítulo 9: Tecnología en emergencias — 161

- **Equipos médicos modernos** — 162
  - Detectores avanzados de constantes vitales — 162
  - Tecnologías de seguimiento y telemedicina — 165
- **Software de gestión de emergencias** — 168
  - Historia clínica electrónica (HCE) — 168
  - Clasificación de aplicaciones y software — 172
- **Innovación y futuro de la tecnología** — 175
  - Inteligencia artificial y aprendizaje automático — 175
  - Robots y asistencia automatizada — 178

Capítulo 12: Patologías frecuentes en los servicios de urgencias — 183

- **Enfermedades infecciosas y prevención** — 184

- ◦ Tratamiento de infecciones comunes — 184
- ◦ Protocolos en caso de epidemia — 187
- **Urgencias psiquiátricas** — 189
  - ◦ Gestión de crisis psiquiátricas — 189
  - ◦ Colaboración con los servicios de salud mental — 193
- **Toxicología e intoxicación** — 196
  - ◦ Tratamiento de las intoxicaciones medicamentosas — 196
  - ◦ Gestión de sobredosis e intoxicaciones — 199

Capítulo 14: Emergencias en situaciones de crisis — 203

- **Gestión de catástrofes naturales y accidentes graves** — 204
  - ◦ Planes de emergencia y coordinación interdepartamental — 204
  - ◦ Atención a víctimas en masa — 207
- **Seguridad en urgencias** — 210
  - ◦ Protocolos de seguridad para el personal y los pacientes — 210
  - ◦ Gestión de agresiones e incidentes violentos — 213

Capítulo 15: Urgencias pediátricas — 217

- **Particularidades de las urgencias pediátricas** — 218
    - Adaptar la asistencia a los niños — 218
    - Técnicas específicas para comunicarse con los niños — 221
- **Tratamiento de las patologías comunes de la infancia** — 223
    - Tratamiento de los traumatismos pediátricos — 223
    - Tratamiento de infecciones y enfermedades agudas — 227
- **Apoyo a las familias** — 230
    - Comunicación con padres y familiares — 230
    - Apoyo psicológico — 233

Conclusión — 237

- **Resumen de los puntos clave** — 238

Apéndices — 241

- **Bibliografía y recursos útiles** — 241
- **Contactos y organizaciones de apoyo** — 245

Referencias — 249

- **Estudios y artículos científicos** — 249
- **Directrices y recomendaciones profesionales** — 253

« La sala de urgencias es el teatro donde el auxiliar asistencial se convierte en el actor clave de la vida y la muerte, navegando entre la angustia y la esperanza, proporcionando consuelo y habilidad en cada gesto, y transformando cada crisis en una oportunidad para salvar vidas. »

Introducción

- **La realidad de trabajar como auxiliar de enfermería en un servicio de urgencias**

Trabajar como auxiliar sanitario en el Servicio de Urgencias es una experiencia única e intensa, en la que cada día conlleva sus propios retos y recompensas. El trabajo exige una gran capacidad de recuperación, de adaptación rápida y una profunda empatía con los pacientes. Urgencias es un entorno de alta presión, donde cada segundo cuenta y las decisiones deben tomarse con rapidez y precisión.

Los auxiliares de urgencias suelen ser el primer punto de contacto para los pacientes en apuros. Deben recibir a estos pacientes con calma y confianza, evaluar rápidamente su estado y prestarles los primeros auxilios esenciales. Esta atención inicial es crucial, ya que puede influir en el curso de toda la intervención médica. Los auxiliares sanitarios deben ser capaces de detectar las constantes vitales críticas, identificar los síntomas alarmantes y transmitir esta información de forma clara y concisa al equipo médico.

La versatilidad es una cualidad esencial para un auxiliar de urgencias. Cada día es diferente, y los casos que se presentan pueden ir desde traumatismos físicos graves a infartos, problemas respiratorios agudos o trastornos psiquiátricos. Esta diversidad exige un conocimiento profundo de las patologías comunes, así como el dominio de los gestos técnicos propios de cada situación. Los auxiliares sanitarios también deben sentirse cómodos utilizando equipos médicos, como monitores de constantes vitales, desfibriladores y aparatos de oxigenoterapia.

La comunicación es otro aspecto clave del trabajo. Además de interactuar eficazmente con los pacientes, a menudo en momentos de gran angustia, los asistentes sanitarios deben interactuar también con sus familias, que pueden estar ansiosas y alteradas. Ser capaz de explicar los procedimientos con claridad, tranquilizar y ofrecer apoyo emocional es una parte importante del trabajo. La colaboración con el equipo médico también es esencial. El auxiliar de enfermería debe ser capaz de transmitir la información pertinente con precisión y rapidez, participar en las decisiones clínicas y, a veces, incluso anticiparse a las necesidades del personal médico.

Trabajar en Urgencias también significa enfrentarse al estrés y a emociones intensas. Ver a pacientes en situaciones críticas, a veces enfrentados a la muerte, requiere una gran fortaleza mental. Los auxiliares sanitarios desarrollan estrategias personales para hacer frente a estos retos emocionales, como el apoyo entre compañeros, la formación continua y, en ocasiones, la asistencia psicológica. El apoyo mutuo dentro del equipo es esencial para mantener un ambiente de trabajo positivo y solidario.

La realidad de ser auxiliar de urgencias también está marcada por momentos de gran satisfacción. Salvar vidas, proporcionar alivio inmediato a alguien en apuros y ver cómo un paciente se va con mejor salud gracias a tu intervención son experiencias extremadamente gratificantes. Cada día en Urgencias refuerza la sensación de que estás marcando la diferencia, desempeñando un papel indispensable en el sistema sanitario y haciendo una contribución significativa a la sociedad.

- **La importancia de la formación y la experiencia práctica**

En la profesión enfermera, y en particular en el Servicio de Urgencias, la formación y la experiencia práctica son pilares fundamentales que determinan no sólo la calidad de los cuidados prestados, sino también la capacidad de afrontar situaciones críticas con eficacia y serenidad. La formación inicial de un auxiliar de cuidados constituye la base indispensable de su saber hacer, pero es la experiencia práctica la que perfecciona y enriquece estas competencias, haciendo que el auxiliar de cuidados sea plenamente operativo en un entorno tan exigente como el de Urgencias.

La formación inicial, a menudo impartida en institutos especializados, abarca una amplia gama de conocimientos teóricos y prácticos. Los alumnos aprenden los fundamentos de la anatomía y la fisiología, los principios de la higiene hospitalaria y técnicas de cuidados básicos como la toma de constantes vitales, el cuidado de heridas y la ayuda a los pacientes en las tareas cotidianas. Estos conocimientos son esenciales, ya que constituyen la base sobre la que se asientan todas las intervenciones posteriores. Una sólida comprensión de los mecanismos del organismo y de las necesidades de los pacientes les permite responder de forma adecuada y eficaz a una gran variedad de situaciones médicas.

Sin embargo, la formación teórica por sí sola no basta para preparar plenamente a los asistentes sanitarios para la realidad del campo, especialmente en las emergencias, donde las situaciones son a menudo imprevisibles y cambian rápidamente. Ahí es donde entra en juego la experiencia práctica. Las prácticas hospitalarias, que forman parte integrante del plan de estudios, permiten a los estudiantes poner en práctica sus conocimientos bajo la supervisión de profesionales experimentados. Estas prácticas permiten familiarizarse con el material médico, comprender la organización de los servicios y adquirir los reflejos necesarios para intervenir con rapidez y eficacia.

La experiencia práctica en un entorno real, como Urgencias, tiene un valor incalculable. Permite a los asistentes sanitarios desarrollar habilidades específicas de este servicio, como la gestión de traumatismos, el tratamiento de paradas cardiacas y la asistencia en procedimientos invasivos. También les enseña a trabajar bajo presión, priorizar acciones y mantener la compostura en situaciones de estrés intenso. Al observar y colaborar con enfermeros, médicos y otros profesionales sanitarios, los auxiliares de enfermería en formación adquieren una visión global de la atención al paciente y de la dinámica de equipo esencial para un servicio de urgencias eficaz.

Otra dimensión crucial de la experiencia práctica es aprender haciendo. Las urgencias, aunque se rigen por protocolos estrictos, son un lugar donde cada situación es única. Los auxiliares asistenciales aprenden a adaptar sus conocimientos y habilidades a cada nuevo caso, a aprender de sus errores y a mejorar continuamente su práctica. Esta capacidad de adaptación y aprendizaje continuo es esencial para evolucionar en un entorno tan dinámico e impredecible.

La experiencia práctica también forja el carácter y la resistencia de los auxiliares de cuidados. Enfrentados regularmente a situaciones difíciles y de gran carga emocional, desarrollan estrategias para gestionar el estrés y las emociones. La capacidad de seguir siendo profesional y eficaz, incluso ante la angustia o el sufrimiento, es una habilidad clave que se adquiere con el tiempo y la experiencia.

Por último, no hay que subestimar la importancia de la formación continua. La medicina y las técnicas asistenciales evolucionan constantemente, y es crucial que los auxiliares de cuidados se mantengan al día de los últimos avances y actualizaciones en su campo. Asistir a cursos de formación, talleres y seminarios les ayuda a mantenerse al día y perfeccionar sus habilidades. Este enfoque proactivo de la formación continua no sólo garantiza la calidad de los cuidados prestados, sino que también aumenta la confianza y la satisfacción profesionales.

- **Objetivos de este libro**

Este libro se ha diseñado con una visión clara y ambiciosa: proporcionar a estudiantes, principiantes e incluso asistentes sanitarios experimentados una guía completa y realista para trabajar en el Servicio de Urgencias. Los objetivos de este libro son múltiples: informar, inspirar y equipar a los auxiliares sanitarios para sobresalir en un entorno tan complejo y exigente.

El primer objetivo es **ofrecer una comprensión profunda y matizada de lo que significa ser auxiliar de urgencias**. No se trata sólo de describir las tareas y responsabilidades, sino de profundizar en la realidad cotidiana del trabajo. Al compartir anécdotas de la vida real, testimonios profesionales y estudios de casos, este libro pretende pintar un cuadro vívido y auténtico de la vida en el Servicio de Urgencias, con sus altibajos, sus momentos de triunfo y sus implacables desafíos.

Otro objetivo clave es **servir como recurso educativo integral**. Este libro está diseñado para ser una herramienta de referencia para los auxiliares de cuidados en formación, ya que abarca una amplia gama de conocimientos teóricos y prácticos necesarios para dominar esta profesión. Cada capítulo está estructurado para proporcionar información detallada sobre habilidades técnicas, procedimientos médicos, gestión de emergencias y mucho más. Mediante la incorporación de explicaciones claras, ilustraciones y consejos prácticos, el libro pretende mejorar las competencias de los asistentes sanitarios y prepararlos para afrontar los retos de su trabajo diario.

Además, este libro pretende **motivar e inspirar a los auxiliares sanitarios**. Trabajar en Urgencias puede ser un reto, y es fácil sentirse abrumado o desmotivado. Al compartir historias de éxito, momentos de resiliencia y testimonios conmovedores, este libro pretende recordar a los auxiliares sanitarios por qué eligieron este camino. Destaca el impacto crucial de su trabajo en la vida de los pacientes y la importancia de su papel en el sistema sanitario.

Un aspecto clave de este libro es el **fomento del bienestar y la resiliencia** entre los asistentes sanitarios. El estrés y el agotamiento son realidades a las que se enfrentan muchos cuidadores. Este libro ofrece estrategias concretas para gestionar el estrés, mantener un equilibrio saludable entre la vida laboral y personal, y encontrar formas de recargar las pilas y mantenerse motivado. El objetivo es proporcionar no sólo conocimientos técnicos, sino también herramientas para el bienestar mental y emocional de los asistentes.

El libro también pretende **fomentar la mejora continua y el aprendizaje a lo largo de toda la carrera**. La medicina es un campo en constante evolución, y es crucial que los asistentes sanitarios se mantengan al día de las nuevas prácticas, las tecnologías emergentes y los avances médicos. Al destacar la importancia de la formación continua y proporcionar recursos para el aprendizaje permanente, este libro pretende cultivar una cultura de excelencia y desarrollo profesional entre los asistentes sanitarios.

Por último, este libro pretende **fomentar la colaboración y el trabajo en equipo** dentro del Servicio de Urgencias. La atención al paciente en un entorno tan dinámico depende de una comunicación eficaz y una estrecha colaboración entre todos los miembros del equipo médico. Al abordar aspectos de la comunicación interprofesional, la gestión de conflictos y la coordinación asistencial, este libro pretende reforzar las habilidades de trabajo en equipo y promover una cultura de apoyo y respeto mutuos.

Capítulo 1
Descubra Emergencia

- **Historia y evolución del Servicio de Urgencias**
  - Los orígenes de los servicios de urgencia

Los servicios de urgencias, tal y como los conocemos hoy, son el producto de una larga y compleja evolución, moldeada por la creciente necesidad de la sociedad de una asistencia rápida y eficaz. Los orígenes de los servicios de urgencias se remontan a varios siglos atrás, con raíces profundas en los contextos de guerra, catástrofe y progreso médico.

Uno de los primeros ejemplos de atención de urgencia organizada se encuentra en los campos de batalla de la Europa medieval, donde se utilizaban rudimentarios sistemas de triaje para identificar a los soldados que necesitaban cuidados inmediatos. Sin embargo, fue durante las guerras napoleónicas, a principios del siglo XIX, cuando el concepto de atención de urgencias adquirió una forma más estructurada. El cirujano francés Dominique Jean Larrey, considerado uno de los pioneros de los servicios de urgencias, introdujo la idea de las "ambulancias volantes". Estas unidades móviles estaban diseñadas para transportar rápidamente a los soldados heridos desde el campo de batalla hasta los hospitales de campaña, donde podían recibir tratamiento inmediato. Larrey también desarrolló técnicas de triaje para priorizar la atención según la gravedad de las heridas, un principio fundamental que sigue aplicándose en los servicios de urgencias modernos.

En el siglo XIX, con la rápida industrialización y urbanización, se produjeron importantes avances en la organización de la atención de urgencias. Los accidentes laborales y las epidemias en las zonas urbanas crearon una necesidad urgente de asistencia médica rápida y accesible. En 1865, Henry Dunant fundó la Cruz Roja Internacional en respuesta a los horrores que había presenciado en la batalla de Solferino. La Cruz Roja ha desempeñado un papel crucial en la promoción y prestación de asistencia de emergencia en los campos de batalla, así como en las comunidades afectadas por catástrofes naturales o crisis humanitarias.

A finales del siglo XIX, los hospitales empezaron a crear servicios de urgencias específicos para atender lesiones y enfermedades agudas. El primer servicio de urgencias hospitalario moderno se inauguró en el Hospital Bellevue de Nueva York en 1870. Este acontecimiento marcó una etapa importante en la integración de la atención de urgencias en las estructuras hospitalarias, permitiendo una atención rápida y especializada a los pacientes en apuros.

El siglo XX fue testigo de la expansión y formalización de los servicios de emergencia, sobre todo tras la Primera y la Segunda Guerras Mundiales. Los conflictos mundiales demostraron la necesidad de mejorar los sistemas de atención de urgencias tanto para civiles como para militares. La Segunda Guerra Mundial, en particular, propició avances significativos en las técnicas de reanimación y la atención traumatológica, gracias a la experiencia adquirida en el frente. Se desarrollaron y mejoraron los sistemas de transporte sanitario, como las ambulancias motorizadas, que facilitaban el traslado rápido de los pacientes a los hospitales.

En 1966, un informe publicado por la Academia Nacional de Ciencias de Estados Unidos, titulado "Accidental Death and Disability: The Neglected Disease of Modern Society" (Muerte accidental y discapacidad: la enfermedad olvidada de la sociedad moderna), ponía de manifiesto las deficiencias de los sistemas civiles de atención de urgencias y reclamaba importantes mejoras. Este informe dio lugar a la creación de los modernos sistemas de servicios médicos de urgencia (SEM), que incluyen ambulancias equipadas, paramédicos formados y protocolos normalizados para gestionar las emergencias médicas.

Las últimas décadas han sido testigo de continuas innovaciones en el campo de los servicios de emergencia. La introducción de números de emergencia universales, como el 911 en Estados Unidos y el 112 en Europa, ha permitido un acceso rápido a los servicios de urgencia. Los avances tecnológicos, como la telemedicina y los sistemas de monitorización a distancia, han transformado la forma de prestar la atención de urgencia, permitiendo una evaluación y una intervención más rápidas y eficaces.

Hoy en día, los servicios de urgencias son componentes esenciales de los sistemas sanitarios, ya que proporcionan atención inmediata y especializada a quienes más la necesitan. Son el resultado de siglos de desarrollo, innovación y respuesta a las necesidades sanitarias de la sociedad. La misión de los servicios de urgencias sigue siendo la misma: salvar vidas, aliviar el dolor y proporcionar una asistencia de calidad en los momentos más críticos.

○   Cambios en las prácticas y tecnologías

La evolución de la práctica y la tecnología en los servicios de urgencias ha estado marcada por avances significativos que han transformado la forma de prestar la asistencia, mejorando la supervivencia y la calidad de vida de los pacientes. Esta evolución ha estado marcada por la innovación médica, las lecciones aprendidas de los conflictos militares, los avances tecnológicos y la mejora continua de los protocolos asistenciales.

A principios del siglo XX, los servicios de urgencias solían ser rudimentarios y se centraban principalmente en intervenciones básicas como curar heridas e inmovilizar fracturas. Sin embargo, la experiencia de las dos guerras mundiales cambió radicalmente este enfoque. Las técnicas de reanimación cardiopulmonar (RCP) y el uso de morfina para aliviar el dolor se convirtieron en prácticas habituales. La necesidad de un tratamiento rápido de los traumatismos y las lesiones graves llevó al desarrollo de nuevos métodos quirúrgicos y a la introducción de las unidades de cuidados intensivos.

Las décadas de 1960 y 1970 fueron cruciales para la evolución de los servicios de urgencias. La publicación del informe "Muerte e invalidez accidentales: la enfermedad olvidada de la sociedad moderna" en 1966 puso de manifiesto las deficiencias de los sistemas de atención de urgencias y catalizó importantes reformas. Esto llevó a la creación de sistemas de servicios médicos de urgencia (SEM) más estructurados, con ambulancias equipadas con material médico avanzado y paramédicos formados para prestar asistencia in situ. La introducción del concepto de "cadena de supervivencia" también ha mejorado la coordinación de la asistencia, desde el lugar del incidente hasta el hospital.

La evolución de la práctica médica también se ha visto influida por los avances en formación y especialización. Los profesionales sanitarios empezaron a recibir una formación más específica y profunda en medicina de urgencias. Se crearon programas de residencia en medicina de urgencias, que proporcionaron formación especializada a los médicos y mejoraron la calidad de la atención prestada en los servicios de urgencias. Además, la formación continuada y la certificación en atención de urgencias para enfermeras y auxiliares han contribuido a normalizar y mejorar las prácticas.

La tecnología ha desempeñado un papel fundamental en la evolución de los servicios de urgencias. La introducción de los desfibriladores externos automáticos (DEA) ha revolucionado el tratamiento de las paradas cardiacas, permitiendo una intervención rápida y eficaz de los primeros intervinientes e incluso de transeúntes sin formación. Los avances en imagen médica, como la tomografía computarizada (TC) y la resonancia magnética (RM), han permitido un diagnóstico más rápido y preciso de lesiones y dolencias complejas.

Los sistemas de gestión de la información médica también han transformado los servicios de urgencias. Las historias clínicas electrónicas (HCE) han mejorado la eficiencia y precisión de la documentación asistencial, permitiendo un acceso rápido a los historiales médicos de los pacientes y una mejor coordinación de la atención entre los distintos departamentos hospitalarios. La telemedicina, en particular, ha abierto nuevas posibilidades para la atención de urgencias, al permitir a los médicos realizar consultas y diagnósticos a distancia, reduciendo así los tiempos de tratamiento en zonas rurales o desatendidas.

La llegada de las tecnologías vestibles y las aplicaciones móviles también ha tenido un impacto significativo. Los monitores portátiles de constantes vitales, los ecógrafos portátiles y las aplicaciones de triaje han permitido a los profesionales de los servicios de urgencias tomar decisiones informadas con mayor rapidez y eficacia. Las innovaciones en el transporte médico, como las ambulancias helicóptero, también han mejorado la rapidez y la accesibilidad de la atención de urgencia, sobre todo en zonas remotas o de difícil acceso.

Junto a estas innovaciones tecnológicas, las prácticas de gestión de emergencias también han evolucionado para incluir un enfoque más centrado en el paciente. Se hace hincapié en la comunicación, la empatía y el apoyo psicológico, reconociendo la importancia de la experiencia global del paciente y sus seres queridos. Los protocolos asistenciales se han desarrollado para incorporar una atención holística, que va más allá del tratamiento médico e incluye apoyo emocional y social.

Por último, la investigación y la innovación continuas siguen estando en el centro de la evolución de la práctica y la tecnología en los servicios de urgencias. Los ensayos clínicos y los estudios de investigación son esenciales para probar y validar nuevas técnicas y tecnologías, garantizando que la atención prestada se base en las mejores pruebas disponibles. La colaboración internacional y el intercambio de buenas prácticas entre distintos sistemas sanitarios también permiten la mejora continua y la rápida difusión de las innovaciones.

- **Organización del Servicio de Urgencias**
  - Estructura y diseño

La estructura y el diseño de los servicios de urgencias están pensados para optimizar la atención al paciente en situaciones críticas. Cada elemento de la disposición, desde la colocación de las salas de tratamiento hasta la organización de los equipos, desempeña un papel crucial para garantizar que los pacientes reciban una atención rápida, eficaz y coordinada. Comprender esta estructura permite entender mejor la complejidad y eficacia de los servicios de urgencias.

La zona **de triaje** suele estar situada a la entrada del servicio de urgencias. Es el punto de partida para todos los pacientes que entran en el servicio. El triaje está a cargo de enfermeras o auxiliares asistenciales experimentados y específicamente formados para evaluar rápidamente el estado de cada paciente. Esta evaluación inicial es esencial para determinar la prioridad de la atención en función de la gravedad del estado médico. El sistema de triaje puede utilizar códigos de colores o escalas de gravedad para clasificar a los pacientes, garantizando que se da prioridad a los que requieren atención inmediata.

Justo después de la zona de triaje está la **sala de espera**, donde los pacientes y sus familiares aguardan antes de ser admitidos en la zona de tratamiento. Esta sala suele estar equipada con asientos cómodos, recursos informativos y, a veces, personal de apoyo para responder a las preguntas y disipar las preocupaciones. La sala de espera desempeña un papel importante en la gestión de los flujos de pacientes, garantizando un paso fluido a las salas de tratamiento y minimizando el estrés y las molestias.

Las propias **salas de tratamiento** están diseñadas para maximizar la eficacia de la asistencia. Suelen estar divididas en varias secciones según las necesidades de los pacientes: una zona para cuidados críticos, otra para casos menos graves y, a veces, una zona específica para consultas rápidas o atención ambulatoria. Las salas de cuidados críticos están equipadas con equipos de reanimación, monitores de constantes vitales y otros equipos esenciales para estabilizar a los pacientes en situaciones de urgencia vital.

Las **unidades de diagnóstico**, como las salas de rayos X y los laboratorios, están situadas cerca de las salas de tratamiento. La proximidad de estas unidades permite realizar diagnósticos rápidos y precisos, esenciales para el tratamiento eficaz de los pacientes. Los escáneres, las máquinas de rayos X y los equipos de laboratorio son esenciales para identificar rápidamente las causas subyacentes de los síntomas de los pacientes y determinar el mejor plan de tratamiento.

La **sala de reanimación** es otro elemento clave en la disposición del servicio de urgencias. Esta sala está especialmente equipada para atender situaciones de dificultad vital, como paradas cardíacas o respiratorias. Dispone de equipos de última generación, como desfibriladores, ventiladores y medicamentos de urgencia, y está situada de forma que el equipo de reanimación pueda acceder rápidamente a ella.

Las salas de observación están pensadas para pacientes que requieren un seguimiento continuo pero que no se encuentran en estado crítico. Estas habitaciones permiten a los profesionales sanitarios seguir de cerca la evolución del paciente, ajustar los tratamientos en consecuencia y decidir si es necesaria una hospitalización prolongada.

Las **zonas de descontaminación** y las **salas de aislamiento** también son esenciales en los servicios de urgencias, sobre todo para tratar a pacientes con enfermedades infecciosas o contaminación química. Estas zonas están equipadas para proteger tanto a los pacientes como al personal sanitario, con sistemas de filtración de aire, equipos de protección individual (EPI) y protocolos estrictos de control de infecciones.

El **espacio reservado al personal** incluye salas de descanso, despachos para la documentación médica y zonas de reunión para las sesiones informativas y la coordinación de los cuidados. Estas zonas son cruciales para el bienestar del personal asistencial, ya que les permiten descansar, recargar las pilas y mantener una comunicación eficaz dentro del equipo.

Por último, los **accesos seguros** y las **salidas de emergencia** están integrados en el diseño de los servicios de urgencias para garantizar la seguridad de todos. Los pasillos anchos y las puertas automáticas facilitan el transporte rápido de pacientes en camilla o en silla de ruedas, mientras que los sistemas de seguridad ofrecen protección contra intrusiones e incidentes.

- Personal y funciones

El buen funcionamiento de los servicios de urgencias depende de un equipo multidisciplinar altamente coordinado, en el que cada miembro desempeña un papel crucial para garantizar una atención rápida y eficaz a los pacientes en apuros. La diversidad de competencias y la sinergia entre los distintos profesionales sanitarios son esenciales para hacer frente a los complejos y variados retos que se plantean a diario.

Los médicos de urgencias son el núcleo del equipo de emergencias. Formados para tratar una amplia gama de enfermedades agudas, son responsables del diagnóstico rápido, las decisiones de tratamiento y las intervenciones de urgencia. Su capacidad para evaluar y estabilizar rápidamente a los pacientes es crucial, sobre todo en situaciones en las que cada segundo cuenta. También coordinan los esfuerzos del equipo, garantizando que la asistencia se preste de forma eficaz y coherente.

Los enfermeros de urgencias son profesionales versátiles y esenciales. Realizan evaluaciones iniciales, administran medicación, controlan las constantes vitales y ayudan a los médicos en procedimientos complejos. Su función también incluye dar apoyo emocional a los pacientes y sus familias, explicar los procedimientos y proporcionar información sobre los cuidados. Los enfermeros especializados en urgencias tienen conocimientos avanzados en reanimación, tratamiento del dolor y cuidados críticos, lo que les permite responder eficazmente a situaciones de emergencia.

Los auxiliares sanitarios desempeñan un papel indispensable en los servicios de urgencias. Ayudan al personal de enfermería y a los médicos en tareas esenciales como la toma de constantes vitales, la higiene del paciente, su movilidad y sus necesidades cotidianas. Su presencia libera tiempo a enfermeros y médicos, que pueden concentrarse en tareas más complejas. Los auxiliares de cuidados también proporcionan una seguridad humana crucial, siendo a menudo los primeros en ponerse en contacto con los pacientes en apuros.

Los paramédicos y **técnicos de ambulancias** suelen ser los primeros en llegar al lugar de un incidente. Su formación especializada en atención prehospitalaria les permite estabilizar a los pacientes antes de que lleguen al hospital. Realizan intervenciones vitales como la reanimación cardiopulmonar, la administración de oxígeno y el tratamiento de traumatismos. Sus competencias en evaluación rápida y transporte seguro de pacientes son vitales para garantizar la continuidad de una asistencia de calidad desde el lugar del incidente hasta el servicio de urgencias.

Los secretarios médicos y el **personal administrativo** desempeñan un papel clave en el buen funcionamiento del servicio de urgencias. Se encargan de recibir a los pacientes, registrar los datos médicos, coordinar los expedientes y garantizar la comunicación entre los distintos departamentos del hospital. Su trabajo garantiza que la información crítica esté disponible en tiempo real, facilitando un tratamiento rápido y preciso.

Los radiólogos y los **técnicos en imagen médica** también contribuyen de forma significativa. Realizan exámenes de imagen esenciales, como radiografías, escáneres y ecografías, que permiten a los médicos hacer diagnósticos precisos. Sus conocimientos técnicos y su capacidad para producir imágenes de alta calidad en poco tiempo son cruciales para el tratamiento de los pacientes de urgencias.

Los técnicos de laboratorio desempeñan un papel crucial en la realización de análisis biológicos rápidos y precisos. Los resultados de estas pruebas son esenciales para diagnosticar afecciones como infecciones, desequilibrios electrolíticos y trastornos metabólicos. Su trabajo entre bastidores es vital para proporcionar a los médicos la información que necesitan para tomar decisiones con conocimiento de causa.

Los psicólogos y **trabajadores sociales** prestan un apoyo esencial a los pacientes y sus familias, especialmente en situaciones de crisis. Ayudan a gestionar el estrés, la ansiedad y el trauma emocional asociados a las urgencias médicas. Su intervención puede incluir asesoramiento, técnicas de relajación y planes de seguimiento posthospitalario, garantizando un enfoque holístico de la atención.

El personal de limpieza y mantenimiento garantiza un entorno seguro e higiénico. Su trabajo, discreto pero vital, garantiza la limpieza de las áreas de cuidados, el funcionamiento de los equipos y el respeto de los protocolos de desinfección. Su papel es esencial para prevenir las infecciones nosocomiales y mantener un entorno asistencial óptimo.

- **Un día normal en Urgencias**
  - Los diferentes turnos (mañana, tarde, noche)

Los servicios de urgencias funcionan sin interrupción, 24 horas al día, 7 días a la semana, lo que exige una organización rigurosa y la presencia de distintos equipos a lo largo del día y la noche. Esta rotación de equipos es esencial para garantizar la continuidad de la asistencia y permitir que cada miembro del personal descanse y recargue las pilas. Cada equipo, ya sea en turno de mañana, tarde o noche, desempeña un papel específico y crucial en el funcionamiento global del servicio.

El equipo de mañana suele empezar la jornada temprano, a menudo antes del amanecer. Este equipo se encarga de tomar el relevo del turno de noche, empezando por una reunión de traspaso en la que las enfermeras y los médicos de noche transmiten información sobre los pacientes en tratamiento. Este momento de transición es crucial para garantizar una atención ininterrumpida y discutir los casos más críticos.

Una vez efectuado el traspaso, el equipo de la mañana se ocupa de la afluencia matinal de pacientes. Los servicios de urgencias suelen registrar un aumento del número de pacientes al comienzo del día, sobre todo los derivados por los médicos de cabecera o los que llegan tras una noche de síntomas preocupantes. Este equipo debe estar preparado para gestionar un alto volumen de consultas y una atención diversificada. Las tareas incluyen evaluaciones iniciales, toma de constantes vitales, diagnósticos iniciales e inicio de los tratamientos adecuados. El equipo de mañana también se encarga de coordinarse con los distintos departamentos del hospital, como laboratorios y unidades de radiología, para realizar las pruebas necesarias.

El equipo de tarde toma el relevo a primera hora de la tarde, a menudo tras una segunda reunión de traspaso. Este equipo tiene que gestionar la continuidad asistencial de los pacientes que ya están en urgencias, al tiempo que atiende a los recién llegados. La tarde suele estar marcada por una mezcla de casos urgentes y consultas menos críticas. El equipo debe ser flexible y adaptable para atender las diversas necesidades de los pacientes.

Durante este periodo, el servicio de urgencias también puede recibir pacientes trasladados de otros servicios u hospitales, que requieren atención especializada o gestión de crisis. El equipo de tarde suele participar en procedimientos diagnósticos y terapéuticos más complejos, que requieren una estrecha colaboración con los especialistas del hospital. La gestión del flujo de pacientes y la coordinación de la asistencia son esenciales para evitar atascos y garantizar una atención fluida y eficiente.

El turno de noche comienza a primera hora de la tarde y se prolonga hasta la mañana siguiente. Los turnos de noche en los servicios de urgencias plantean retos únicos. Los equipos nocturnos tienen que ser especialmente autosuficientes y estar preparados para hacer frente a situaciones inesperadas, a menudo con muy poco personal. Los casos nocturnos pueden variar desde accidentes de tráfico hasta crisis médicas agudas como infartos, derrames cerebrales o intoxicaciones.

La aparente tranquilidad de la noche puede ser engañosa, ya que los servicios de urgencias pueden verse súbitamente desbordados por una afluencia de pacientes que requieren atención inmediata. Por ello, el equipo nocturno debe permanecer vigilante y preparado para intervenir con rapidez. El trabajo nocturno también requiere una gestión eficaz de la fatiga y el estrés, ya que los profesionales sanitarios tienen que mantener un alto nivel de rendimiento a pesar de las inusuales horas de trabajo.

Todos los equipos, ya sea en turnos de mañana, tarde o noche, se benefician de la colaboración interprofesional y la comunicación permanente. Las reuniones de traspaso de funciones son fundamentales para garantizar que se transmita toda la información pertinente y que la atención al paciente continúe sin interrupciones. Esta coordinación garantiza que cada equipo se mantenga informado de la evolución de los casos en curso, los nuevos diagnósticos y las intervenciones realizadas.

- Gestión del flujo de pacientes

La gestión del flujo de pacientes es un aspecto fundamental del funcionamiento de los servicios de urgencias. Un flujo de pacientes bien gestionado garantiza que cada persona reciba la atención adecuada en el menor tiempo posible, reduciendo el riesgo de complicaciones y mejorando la satisfacción del paciente. Este proceso implica una cuidadosa coordinación, una comunicación eficaz y el uso de diversas estrategias para optimizar la eficiencia y la calidad de la atención.

Tan pronto como los pacientes llegan a urgencias, el proceso de triaje es el primer paso crucial. **El triaje** consiste en evaluar rápidamente el estado de cada paciente para determinar la prioridad del tratamiento en función de la gravedad de su estado. Las enfermeras de triaje, altamente cualificadas y experimentadas, utilizan protocolos específicos para clasificar a los pacientes en distintas categorías: urgencias con riesgo vital, urgencias relativas y cuidados menos urgentes. Esta evaluación inicial permite derivar inmediatamente los casos más críticos a las áreas de cuidados intensivos, mientras que los demás pacientes son dirigidos a las salas de espera o a otras áreas apropiadas.

Una vez realizado el triaje, la **gestión de la admisión** y derivación de pacientes desempeña un papel fundamental. Los pacientes clasificados como emergencias potencialmente mortales son atendidos inmediatamente por equipos de cuidados críticos, a menudo en salas de reanimación equipadas con material especializado para tratar paradas cardiacas, dificultad respiratoria y traumatismos graves. Los pacientes que requieren cuidados urgentes pero no vitales son derivados a salas de tratamiento donde pueden recibir el diagnóstico y los cuidados adecuados sin demoras indebidas.

Una buena **gestión de las salas de espera** es esencial para los pacientes que esperan ser atendidos. Los sistemas de gestión de colas y las herramientas informáticas ayudan a controlar los tiempos de espera y a mantener a los pacientes informados de su situación. El personal de recepción también desempeña un papel importante a la hora de informar periódicamente y responder a las preguntas, lo que ayuda a reducir la ansiedad de los pacientes y sus familias.

La coordinación con otros servicios hospitalarios es otro elemento crucial de la gestión del flujo de pacientes. Los servicios de radiología, laboratorio y consultas especializadas deben estar perfectamente integrados para ofrecer un acceso rápido a diagnósticos y tratamientos adicionales. Los sistemas informáticos interconectados facilitan el intercambio instantáneo de resultados de pruebas e imágenes médicas, lo que acelera la toma de decisiones y reduce los tiempos de espera de los pacientes.

La **gestión de camas** también es esencial para garantizar una atención eficaz a los pacientes que requieren hospitalización. Los servicios de urgencias deben colaborar estrechamente con las unidades de hospitalización para garantizar la disponibilidad de camas y facilitar el traslado rápido de los pacientes una vez estabilizado su estado. Las herramientas de gestión de camas en tiempo real pueden utilizarse para controlar la ocupación de camas y optimizar el uso de los recursos disponibles.

Adaptarse a las variaciones del flujo de pacientes es un reto constante. Los servicios de urgencias pueden experimentar picos inesperados de pacientes, por ejemplo durante accidentes graves, catástrofes naturales o epidemias. Para gestionar estas situaciones, se ponen en marcha planes de emergencia y protocolos de sobrecarga. Estos planes exigen recursos adicionales, más personal y la reorganización de las áreas para acoger a un gran número de pacientes en un corto espacio de tiempo.

La **comunicación interna** es esencial para una gestión eficaz del flujo de pacientes. Las reuniones de traspaso entre equipos a distintas horas del día (mañana, tarde, noche) permiten transmitir información crítica sobre el estado de los pacientes y las intervenciones en curso. Los sistemas de comunicación interna, como buscapersonas, teléfonos móviles y programas informáticos de mensajería segura, facilitan la coordinación rápida entre los distintos miembros de los equipos y departamentos.

Por último, la **formación continua y la mejora de los procesos** son cruciales para mantener una gestión óptima del flujo de pacientes. El personal de urgencias participa regularmente en simulacros y cursos de formación para perfeccionar sus habilidades en triaje, reanimación y gestión de crisis. Las auditorías periódicas y los análisis de rendimiento ayudan a detectar los puntos débiles y a aplicar mejoras continuas.

Capítulo 2
Papel y misiones del auxiliar de cuidados de urgencia

- **Descripción de la función del asistente**
  ◦ Tareas generales

Las tareas generales de los auxiliares de enfermería en los servicios de urgencias son diversas y cruciales, y desempeñan un papel fundamental en la atención global de los pacientes. Los auxiliares de enfermería son pilares esenciales del equipo médico y contribuyen en todas las fases del proceso asistencial, desde la recepción del paciente hasta el alta o el traslado. Su papel no consiste sólo en asistir a enfermeras y médicos, sino también en prestar atención directa al paciente, gestionar la logística y garantizar un entorno seguro y confortable.

Una de las principales tareas de los auxiliares de urgencias es **acoger y orientar a los pacientes**. Cuando un paciente llega al servicio de urgencias, a menudo en estado de angustia o ansiedad, el auxiliar es una de las primeras personas que conoce. Con empatía y profesionalidad, el celador recaba la información inicial, tranquiliza al paciente y lo dirige a la zona de triaje o directamente a una sala de tratamiento, en función de la urgencia de su estado. Esta interacción inicial es esencial para establecer un clima de confianza y garantizar que los pacientes sean atendidos rápidamente.

Otra tarea clave es **tomar las constantes vitales**. Los auxiliares asistenciales son responsables de medir la temperatura, la tensión arterial, el pulso y la saturación de oxígeno de los pacientes. Estos datos vitales son cruciales para evaluar el estado de salud del paciente y orientar las decisiones médicas. Los auxiliares deben realizar estas mediciones con precisión y rapidez, e informar inmediatamente de cualquier anomalía al personal de enfermería o a los médicos.

Ayudar con los cuidados básicos y los procedimientos médicos es una parte importante del trabajo de los auxiliares de cuidados. Ayudan a los pacientes en tareas cotidianas como lavarse, vestirse y comer, sobre todo a los que están inmovilizados o debilitados. También ayudan a enfermeros y médicos en procedimientos médicos como tomar muestras de sangre, poner infusiones, vendar y suturar. Su ayuda ahorra tiempo y garantiza el buen desarrollo de los procedimientos.

La gestión de la higiene y la prevención de infecciones es otra tarea esencial. Los auxiliares sanitarios son responsables de mantener un entorno limpio y aséptico para prevenir las infecciones nosocomiales. Esto incluye desinfectar superficies, equipos médicos y salas de tratamiento, así como aplicar estrictamente los protocolos de higiene. También velan por que los pacientes cumplan las normas de higiene, contribuyendo así a la seguridad de todos.

Los auxiliares de cuidados también desempeñan un papel crucial en la **movilización y el confort de los pacientes**. Ayudan a recolocar a los pacientes para evitar úlceras por presión, facilitan los desplazamientos al aseo o a las salas de exploración y se aseguran de que los pacientes estén cómodos. Esto es especialmente importante para los pacientes inmovilizados o que sufren dolor, ya que mejora su comodidad física y psicológica.

Además de estas tareas clínicas, los auxiliares de enfermería tienen **responsabilidades administrativas y logísticas**. Ayudan a gestionar las existencias de material médico, se aseguran de que el equipo necesario esté disponible y listo para su uso y ayudan a documentar la asistencia en los historiales médicos. Esta organización logística es crucial para el buen funcionamiento del servicio de urgencias y para garantizar que no se interrumpa la asistencia.

Los auxiliares sanitarios también prestan **apoyo emocional y psicológico**. Los servicios de urgencias suelen ser lugares de gran angustia para los pacientes y sus familias. Los auxiliares sanitarios proporcionan apoyo moral escuchando, tranquilizando y respondiendo a preguntas. Desempeñan un papel clave en la reducción de la ansiedad y el miedo, ofreciendo una presencia reconfortante en momentos a menudo traumáticos.

Por último, los auxiliares asistenciales deben **colaborar estrechamente con el resto del equipo médico**. La comunicación y la coordinación son esenciales para garantizar una atención integrada y eficaz. Los auxiliares asistenciales participan en las reuniones de traspaso, en las que comparten información sobre el estado de los pacientes y las intervenciones en curso. Esta colaboración interprofesional garantiza una atención coherente y óptima.

◦ Diferencias con otros servicios hospitalarios

Trabajar en el servicio de urgencias es muy diferente de trabajar en otros servicios hospitalarios, con su ritmo frenético, la diversidad de casos que se encuentran y los requisitos específicos en términos de habilidades y capacidad de respuesta. Estas diferencias condicionan no sólo el trabajo cotidiano de los auxiliares de enfermería, sino también toda la dinámica de trabajo y de atención al paciente.

Una de las principales diferencias es el **ritmo de trabajo**. En urgencias, el ritmo es implacable e imprevisible. Los pacientes llegan sin cita previa, a menudo en estado crítico, y requieren una evaluación e intervención inmediatas. A diferencia de los servicios programados, como cirugía o medicina interna, donde los pacientes ingresan de forma planificada, los servicios de urgencias deben estar preparados para hacer frente a una gran variedad de situaciones en cualquier momento. Esta imprevisibilidad exige un alto nivel de vigilancia y capacidad de respuesta por parte del personal, que debe ser capaz de pasar rápidamente de una tarea a otra, a menudo bajo una intensa presión.

La **diversidad de casos** tratados en los servicios de urgencias también es única. Los auxiliares asistenciales y otros miembros del equipo sanitario pueden enfrentarse a un sinfín de situaciones médicas, que van desde traumatismos físicos graves, como accidentes de tráfico y caídas, hasta urgencias médicas como infartos de miocardio, accidentes cerebrovasculares, intoxicaciones y problemas respiratorios agudos. Esta diversidad exige versatilidad y una amplia base de conocimientos para poder adaptarse a cada situación concreta, a diferencia de los servicios especializados, donde el personal se ocupa de patologías específicas y repetitivas.

Otra diferencia notable es **la intensidad emocional**. Los servicios de urgencias suelen ser escenario de momentos de crisis, sufrimiento agudo y situaciones que ponen en peligro la vida. Los auxiliares asistenciales no sólo deben prestar cuidados técnicos, sino también gestionar la ansiedad y la desesperación de los pacientes y sus familias. Esta dimensión emocional es menos prominente en las salas donde los pacientes tienen afecciones crónicas o menos inmediatas. El apoyo psicológico y la capacidad de mantener la calma y la empatía en momentos de gran angustia son, por tanto, competencias esenciales en los servicios de urgencias.

Otro rasgo distintivo es la **rapidez con que se presta la asistencia**. En urgencias, cada segundo cuenta. Los procesos están diseñados para minimizar el tiempo entre la llegada de un paciente y el inicio del tratamiento. Esto incluye sistemas de triaje rápido, comunicación eficaz entre los miembros del equipo y protocolos de atención estandarizados para las afecciones más comunes. Esta rapidez contrasta con la de otros servicios en los que las decisiones pueden tomarse de forma más deliberada y la atención planificarse a lo largo de un periodo más prolongado.

Los **protocolos y procedimientos** también difieren. Los servicios de urgencias siguen protocolos estrictos para gestionar situaciones de crisis, como paradas cardiacas, traumatismos múltiples e intoxicaciones. Estos protocolos suelen aplicarse en estrecha colaboración con los servicios de radiología, laboratorio y especialistas, lo que exige una coordinación rápida y eficaz. Por otro lado, en los departamentos de medicina interna o de cuidados de larga duración, los protocolos pueden estar más centrados en el seguimiento continuo y la gestión a largo plazo de enfermedades crónicas.

La **formación y las aptitudes** necesarias para trabajar en el servicio de urgencias también son específicas. Los asistentes sanitarios de este servicio deben tener una sólida formación en reanimación, traumatología y gestión de urgencias médicas, y sentirse cómodos utilizando equipos avanzados de monitorización y diagnóstico. Esta formación especializada suele ser más intensiva que la requerida para otras salas del hospital, donde los conocimientos técnicos pueden estar más limitados a las necesidades específicas de la sala.

La **dinámica de equipo** es otro rasgo distintivo de las emergencias. El trabajo en equipo es especialmente crucial, dada la necesidad de respuestas rápidas y coordinadas. Auxiliares, enfermeros, médicos y otros profesionales sanitarios deben comunicarse eficazmente y trabajar en sintonía para garantizar la mejor atención posible. Esta interdependencia suele ser más pronunciada que en otros servicios, donde la atención puede ser más individualizada y menos urgente.

- **Competencias técnicas e interpersonales**
  - Procedimientos técnicos específicos de emergencia

Los procedimientos técnicos específicos de la atención de urgencias son diversos y exigen una mayor destreza y precisión por parte de los auxiliares sanitarios. En un entorno en el que cada segundo cuenta y en el que los pacientes pueden llegar en estado crítico, estas técnicas son esenciales para estabilizar a los pacientes, prevenir complicaciones y facilitar intervenciones médicas eficaces.

Uno de los procedimientos más fundamentales y frecuentes es la **toma de constantes vitales**. Los auxiliares asistenciales deben medir e interpretar rápidamente la temperatura corporal, la tensión arterial, el pulso y la saturación de oxígeno. Estos datos cruciales permiten detectar signos de sufrimiento o descompensación e informar inmediatamente a enfermeros y médicos para que puedan tomarse medidas rápidas.

La reanimación cardiopulmonar (RCP) es otro procedimiento de emergencia vital. Los auxiliares sanitarios están capacitados para realizar una RCP eficaz en caso de parada cardiaca, mediante compresiones torácicas y ventilación para mantener el flujo sanguíneo y la oxigenación de los órganos vitales hasta que lleguen los servicios de emergencia avanzados. También es esencial dominar el uso de desfibriladores externos automáticos (DEA), ya que estos dispositivos pueden restablecer un ritmo cardiaco normal mediante una descarga eléctrica controlada.

Los auxiliares de urgencias también deben ser expertos en **el manejo de las vías respiratorias**. Esto incluye técnicas como la aspiración de secreciones, la colocación de cánulas nasofaríngeas u orofaríngeas para mantener abiertas las vías respiratorias y la administración de oxígeno a través de diversos dispositivos, como mascarillas de oxígeno o cánulas nasales. Estos procedimientos suelen ser necesarios en pacientes con dificultad respiratoria o que están inconscientes.

La inmovilización de fracturas y traumatismos es otra habilidad clave. Los cuidadores utilizan férulas, collarines cervicales y espalderas para estabilizar fracturas y lesiones medulares, minimizando el riesgo de daños mayores. Deben estar familiarizados con las técnicas de inmovilización y manipulación suave para evitar agravar las lesiones.

El tratamiento de las heridas también es una parte importante de los cuidados de urgencia. Los auxiliares de cuidados están formados para limpiar, desinfectar y vendar heridas, utilizando técnicas estériles para prevenir infecciones. También pueden ayudar a enfermeros y médicos con las suturas, preparando el material necesario y garantizando la tranquilidad del paciente durante el procedimiento.

La inserción y el manejo de sondas urinarias son algunas de las habilidades técnicas específicas de la atención de urgencias. Los auxiliares asistenciales deben ser capaces de insertar catéteres de forma aséptica, controlar la diuresis y gestionar los cuidados relacionados con los catéteres para evitar infecciones y complicaciones.

La toma de muestras de sangre y las pruebas rápidas son otros procedimientos técnicos cruciales. Los auxiliares sanitarios deben saber tomar muestras de sangre precisas para análisis urgentes. También pueden utilizar dispositivos de pruebas rápidas para detectar afecciones específicas como hiperglucemia, intoxicación o infección, proporcionando resultados inmediatos para orientar las decisiones terapéuticas.

Movilizar y trasladar a los pacientes también son tareas técnicas esenciales. Los auxiliares asistenciales utilizan técnicas seguras de elevación y traslado para mover a los pacientes de forma que se eviten lesiones y se mantenga la comodidad. Esto incluye el uso de camillas, sillas de ruedas y otros dispositivos de traslado, así como la aplicación de técnicas ergonómicas para proteger tanto al paciente como al cuidador.

Por último, la **comunicación y la documentación de los cuidados** son aspectos técnicos cruciales del trabajo de urgencias. Los auxiliares asistenciales deben documentar con precisión los cuidados prestados, las observaciones clínicas y las intervenciones realizadas. Esta documentación es esencial para garantizar la continuidad de los cuidados y proporcionar información valiosa a otros miembros del equipo médico.

   ◦   Comunicación con los pacientes y sus familias

La comunicación con los pacientes y sus familiares es una parte fundamental del trabajo en urgencias. En este contexto, en el que el estrés, la incertidumbre y la urgencia suelen estar a la orden del día, una comunicación clara, empática y eficaz es esencial para garantizar una atención óptima y humana. Las enfermeras desempeñan un papel crucial en esta comunicación, actuando como enlace entre los pacientes, sus familias y el equipo médico.

En cuanto un paciente llega a urgencias, la primera interacción con el asistente sanitario es crucial. **Recibir al paciente con calidez y empatía** puede ayudar a aliviar la ansiedad inicial. El asistente sanitario debe formular preguntas claras y pertinentes para recabar la información necesaria, al tiempo que escucha activamente. Esta capacidad de escuchar y comprender las preocupaciones del paciente es crucial para establecer una relación de confianza. Los auxiliares sanitarios deben tranquilizar a los pacientes, explicarles el proceso de triaje e informarles de los pasos siguientes, lo que ayuda a reducir el miedo a lo desconocido.

La información médica debe transmitirse a los pacientes de forma clara y sencilla. Los auxiliares asistenciales deben evitar la jerga médica y asegurarse de que los pacientes entienden perfectamente su estado, los procedimientos a los que van a someterse y las razones por las que son necesarias estas intervenciones. Esta transparencia permite a los pacientes sentirse más implicados y menos pasivos en su propio cuidado.

Cuando hay que realizar **intervenciones o procedimientos**, es crucial explicar cada paso al paciente. Por ejemplo, antes de tomar las constantes vitales, el asistente sanitario puede explicar por qué son importantes esas mediciones y cómo se van a realizar. Esto ayuda a reducir la ansiedad y a conseguir la cooperación del paciente. Del mismo modo, al insertar una infusión o tomar una muestra de sangre, explicar el procedimiento y las sensaciones de antemano puede hacer que la experiencia sea menos estresante.

Apoyar a las familias es otro aspecto esencial de la comunicación de emergencia. Los familiares de los pacientes suelen estar muy preocupados y pueden sentirse impotentes ante la situación. Los auxiliares sanitarios deben ofrecer apoyo emocional, responder a las preguntas y proporcionar actualizaciones periódicas sobre el estado del paciente. Es importante ser sincero a la vez que tranquilizador, incluso cuando las noticias no sean optimistas. Las familias deben sentirse escuchadas y apoyadas, lo que puede incluir la explicación de los procedimientos médicos, los tiempos de espera y los próximos pasos previstos.

La **gestión de los tiempos de espera** también es una parte importante de la comunicación. Los servicios de urgencias son entornos en los que los tiempos de espera pueden variar en función de la gravedad de los casos tratados. Los auxiliares asistenciales deben informar a los pacientes y sus familias de los posibles retrasos y explicarles por qué son necesarias determinadas prioridades. Esta transparencia ayuda a evitar la frustración y la impaciencia.

La comunicación en situaciones de crisis requiere una atención especial. Cuando los pacientes o sus familiares están en estado de shock o angustia emocional, los auxiliares asistenciales deben mostrar calma y compasión. Utilizar un tono de voz relajante, mantener el contacto visual y mostrar empatía son técnicas que pueden ayudar a rebajar la tensión. Es crucial validar las emociones de los pacientes y sus familiares, mostrándoles que se les comprende y apoya.

En caso de **malas noticias**, los auxiliares asistenciales deben estar preparados para ofrecer un apoyo inmediato y adecuado. Esto implica conocer los aspectos básicos de la comunicación de malas noticias: ser directo pero sensible, ofrecer espacio para las reacciones emocionales y proporcionar información sobre los pasos siguientes y los recursos de apoyo disponibles.

La **colaboración con el equipo médico** también es un aspecto clave. Los auxiliares asistenciales deben garantizar una comunicación fluida entre pacientes, familiares y otros miembros del equipo asistencial. Esto incluye la transmisión precisa de la información recabada de los pacientes y sus familiares, así como la retroalimentación de la información médica del equipo a las familias.

- Colaboración con el equipo médico

La colaboración con el equipo médico está en el centro del funcionamiento de los servicios de urgencias. En un entorno en el que cada segundo cuenta y la complejidad de los casos requiere un enfoque multidisciplinar, la comunicación fluida y la estrecha cooperación entre todos los miembros del equipo son esenciales. Los auxiliares asistenciales desempeñan un papel central en esta dinámica, trabajando junto a médicos, enfermeros, técnicos y otros profesionales sanitarios para garantizar una asistencia rápida, eficaz y coordinada.

En cuanto un paciente llega a urgencias, la **colaboración comienza de inmediato**. El asistente sanitario recopila la información inicial y lleva a cabo una evaluación inicial, a menudo junto con una enfermera de triaje. Esta evaluación preliminar es crucial para determinar la prioridad de los cuidados. Al transmitir con rapidez y precisión la información pertinente, como las constantes vitales, los síntomas observados y el estado general del paciente, el auxiliar permite a enfermeros y médicos tomar decisiones con conocimiento de causa.

La división de tareas es un componente clave de la colaboración. Cada miembro del equipo tiene responsabilidades específicas, pero estas funciones suelen estar interconectadas. Por ejemplo, en una situación de reanimación, los médicos dirigen las intervenciones médicas, los enfermeros administran la medicación y controlan las constantes vitales, mientras que los auxiliares sanitarios realizan compresiones torácicas y manejan el equipo necesario. Esta coordinación requiere un claro conocimiento de las competencias de cada uno y capacidad para trabajar juntos bajo presión.

La **comunicación continua** es esencial para mantener esta colaboración eficaz. Las reuniones de traspaso de responsabilidades entre los equipos a distintas horas (mañana, tarde, noche) permiten compartir información crítica sobre los pacientes en tratamiento. Durante estas reuniones, los auxiliares de cuidados proporcionan información actualizada sobre los cuidados prestados, los cambios en el estado de los pacientes y cualquier necesidad específica identificada. Esta comunicación garantiza la continuidad de los cuidados y una transición fluida entre los equipos.

La **ayuda y el apoyo mutuos** son también aspectos fundamentales del trabajo en común. En momentos de mucho trabajo o en situaciones especialmente estresantes, el apoyo mutuo entre compañeros es crucial. Los auxiliares de cuidados deben estar preparados para ayudar a enfermeros y médicos en cualquier momento, ya sea en tareas sencillas o en intervenciones más complejas. Esta disponibilidad y flexibilidad aumentan la eficacia global del servicio y ayudan a hacer frente a los picos de actividad.

Los protocolos y procedimientos normalizados desempeñan un papel importante a la hora de facilitar la colaboración. Al seguir protocolos establecidos, todos los miembros del equipo pueden anticiparse a las acciones de los demás y actuar de forma coherente. Por ejemplo, en caso de crisis, el protocolo de reanimación cardiopulmonar guía la actuación de todos, reduciendo el riesgo de error y mejorando las posibilidades de éxito. Al conocer y respetar estos protocolos, los auxiliares de cuidados contribuyen a una asistencia armonizada y eficaz.

La formación y la simulación son herramientas valiosas para reforzar la colaboración. Los ejercicios de simulación, en particular, permiten al equipo practicar la gestión de situaciones de emergencia en un entorno controlado. Estos simulacros favorecen la comunicación, la toma rápida de decisiones y la coordinación de esfuerzos. Los auxiliares asistenciales participan activamente en estas sesiones de formación, mejorando sus competencias técnicas y su capacidad para trabajar eficazmente con el resto del equipo.

El **respeto y el reconocimiento de las competencias de cada uno** son esenciales para una colaboración armoniosa. Cada miembro del equipo aporta una experiencia única y complementaria. Los auxiliares asistenciales deben reconocer la importancia de su papel y, al mismo tiempo, valorar las aportaciones de los demás profesionales sanitarios. Este reconocimiento mutuo crea un entorno de trabajo positivo y productivo, en el que todos se sienten valorados y motivados para dar lo mejor de sí mismos.

Por último, **el uso de** modernas **tecnologías de la comunicación** mejora la colaboración en tiempo real. Los sistemas de mensajería segura, los buscapersonas y los dispositivos de comunicación por voz permiten a los auxiliares asistenciales y otros miembros del equipo permanecer en contacto permanente, incluso en las situaciones más caóticas. Estas herramientas facilitan la coordinación de los cuidados, la transmisión rápida de información y la gestión eficaz de los recursos.

- **Gestión del estrés y las emociones**
    - Técnicas de gestión del estrés

Trabajar en un servicio de urgencias es una experiencia intensa que a menudo somete a los asistentes sanitarios a una enorme presión. Por ello, la gestión del estrés es crucial para mantener no sólo su bienestar personal, sino también la calidad de la atención que prestan. Una serie de técnicas y estrategias pueden ayudar a los auxiliares sanitarios a gestionar eficazmente el estrés, permitiéndoles seguir siendo eficientes y equilibrados en un entorno a menudo caótico e impredecible.

La **preparación mental y física** es esencial para afrontar los retos diarios del trabajo de urgencias. Los auxiliares sanitarios deben estar en buenas condiciones físicas para hacer frente a las largas jornadas y a las exigencias físicas del trabajo. El ejercicio regular, una dieta equilibrada y dormir lo suficiente son las bases de una buena preparación física. En el aspecto mental, técnicas como la visualización positiva y las afirmaciones pueden ayudar a prepararse para los días difíciles aumentando la confianza en uno mismo y la resiliencia.

Dominar las técnicas de respiración es una forma eficaz de reducir el estrés en tiempo real. Los ejercicios de respiración profunda y controlada pueden ayudar a calmar el sistema nervioso, reducir la ansiedad y aumentar la concentración. Por ejemplo, la técnica de la respiración diafragmática, que consiste en inspirar lentamente por la nariz, llenar el diafragma de aire y espirar suavemente por la boca, puede practicarse discretamente en cualquier momento, incluso cuando se está ocupado.

Las pausas regulares y la desconexión temporal son cruciales para evitar la acumulación de estrés. Los auxiliares sanitarios deben aprovechar las pausas para alejarse del intenso entorno de urgencias, aunque sólo sea durante unos minutos. Caminar al aire libre, respirar profundamente aire fresco o simplemente sentarse en un lugar tranquilo pueden ofrecer un momento de respiro. Estos momentos de desconexión permiten recargar las pilas y volver al trabajo con una perspectiva renovada.

La comunicación abierta y el apoyo social desempeñan un papel clave en la gestión del estrés. Compartir preocupaciones y experiencias con compañeros de confianza puede proporcionar un valioso apoyo emocional. Los debates en grupo, las sesiones informativas tras situaciones especialmente difíciles y los intercambios informales pueden ayudar a aliviar la presión y reforzar los lazos del equipo. Saber que no se está solo en los momentos difíciles puede reducir enormemente la sensación de estrés.

La formación y la preparación continuas aumentan la confianza en las propias capacidades y reducen el estrés asociado a la incertidumbre. Al participar regularmente en cursos de formación, simulacros y talleres de desarrollo de habilidades, los auxiliares asistenciales se sienten mejor preparados para afrontar situaciones de emergencia. Una mejor preparación reduce la ansiedad y mejora la capacidad de reaccionar eficazmente bajo presión.

Las técnicas de relajación y atención plena ofrecen poderosas herramientas para controlar el estrés cotidiano. La meditación consciente, por ejemplo, ayuda a permanecer anclado en el momento presente, reduciendo los pensamientos ansiosos y las reacciones de estrés. Las sesiones regulares de relajación muscular progresiva, en las que se contraen y sueltan sucesivamente distintos grupos musculares, también pueden ayudar a relajar el cuerpo y calmar la mente.

Establecer límites personales y profesionales es esencial para evitar el agotamiento. Saber decir no, delegar tareas siempre que sea posible y reconocer los propios límites son habilidades importantes. Es fundamental no llevarse el estrés del trabajo a casa y darse tiempo para desconectar completamente del entorno laboral. Establecer una frontera clara entre el trabajo y la vida personal ayuda a preservar el equilibrio y a mantener una buena salud mental.

No hay que descuidar a **los profesionales de la salud mental**. Hablar con un psicólogo o consejero puede proporcionar estrategias personalizadas para gestionar el estrés. Los cuidadores pueden beneficiarse de sesiones de terapia individual o de grupo para abordar cuestiones específicas relacionadas con el estrés y la gestión de las emociones. El apoyo profesional puede ofrecer nuevas perspectivas y técnicas avanzadas para gestionar mejor los retos del trabajo de emergencia.

- La importancia del apoyo psicológico

El apoyo psicológico es un componente esencial del trabajo de los auxiliares asistenciales en los servicios de urgencias, tanto para los pacientes como para sus familiares y los propios cuidadores. En un entorno en el que el estrés, el dolor y el sufrimiento son omnipresentes, el apoyo psicológico desempeña un papel crucial para mantener el equilibrio emocional, mejorar la calidad de los cuidados y prevenir el agotamiento.

Para los pacientes, el apoyo psicológico comienza en cuanto llegan al servicio de urgencias. Los auxiliares sanitarios suelen ser los primeros en interactuar con ellos, y su capacidad para tranquilizarles de inmediato puede influir mucho en la experiencia del paciente. Ante el dolor, la incertidumbre o el miedo, gestos sencillos como la escucha atenta, las palabras tranquilizadoras y el contacto humano afectuoso pueden aliviar la ansiedad y reducir el estrés. Los auxiliares sanitarios deben estar formados para reconocer los signos de malestar emocional y saber cómo responder adecuadamente.

Para los familiares de los pacientes, el apoyo psicológico es igual de vital. Los servicios de urgencias suelen ser sinónimo de espera e incertidumbre para los familiares, que se ven impotentes para afrontar la situación de su ser querido. Los auxiliares asistenciales desempeñan un papel clave a la hora de proporcionar información clara y comprensible, responder a las preguntas y ofrecer apoyo emocional. Ayudan a crear un entorno en el que las familias se sienten informadas e implicadas, lo que puede reducir su ansiedad y permitirles afrontar mejor la situación.

Para **los propios auxiliares asistenciales**, el apoyo psicológico es esencial para hacer frente a los retos y presiones emocionales que supone trabajar en los servicios de urgencias. Trabajar a diario con pacientes en apuros, a veces enfrentados a situaciones de vida o muerte, puede tener efectos acumulativos en la salud mental de los cuidadores. Sin el apoyo adecuado, están expuestos a un mayor riesgo de estrés, agotamiento y depresión. Los centros sanitarios deben establecer estructuras de apoyo psicológico, como sesiones de información tras sucesos traumáticos, grupos de apoyo entre iguales y acceso a profesionales de la salud mental.

Las sesiones informativas son especialmente importantes tras incidentes críticos o fallecimientos. Permiten a los asistentes compartir sus experiencias, expresar sus emociones y recibir apoyo colectivo. Estas sesiones ayudan a prevenir la retención de emociones negativas y fomentan una cultura de transparencia y solidaridad dentro del equipo. También ayudan a identificar posibles mejoras en la gestión de situaciones de crisis.

Los grupos de apoyo entre iguales ofrecen un espacio en el que los auxiliares de cuidados pueden hablar de sus retos diarios e intercambiar consejos para gestionar el estrés y las emociones. Estos grupos refuerzan los lazos del equipo, crean un sentimiento de pertenencia y camaradería y proporcionan una red de apoyo mutuo. Saber que puedes contar con tus colegas en momentos de necesidad es un factor importante para la resiliencia.

El **acceso a profesionales de la salud mental**, como psicólogos u orientadores, también es crucial. Los cuidadores deben poder consultar a estos profesionales para hablar de sus dificultades emocionales y recibir asesoramiento personalizado. Estas consultas pueden ayudar a desarrollar estrategias de gestión del estrés, reforzar los mecanismos de afrontamiento y prevenir el agotamiento.

También es importante **la formación continua** en apoyo psicológico y gestión emocional. Los cuidadores deben formarse en técnicas de comunicación empática, en el reconocimiento de signos de malestar psicológico en sí mismos y en los demás, y en métodos de gestión del estrés. Esta formación refuerza su capacidad para ofrecer un apoyo psicológico eficaz y cuidar de su propio bienestar mental.

Capítulo 3
Cuidados básicos en Urgencias

- **Acoger e instalar al paciente**
  ◦ Contactos iniciales y evaluación

El primer contacto y la evaluación en el servicio de urgencias son etapas cruciales para determinar la calidad y la eficacia de la atención al paciente. Desde el momento en que llegan al servicio de urgencias, los auxiliares sanitarios desempeñan un papel fundamental a la hora de establecer un primer contacto tranquilizador y realizar una evaluación rápida pero exhaustiva del estado del paciente. Esta interacción inicial es decisiva para la atención posterior y puede tener una gran influencia en la experiencia y el confort del paciente.

La **acogida de los pacientes** suele empezar en cuanto entran en urgencias. Los auxiliares sanitarios deben ser acogedores y empáticos, ya que suelen ser los primeros en interactuar con las personas en apuros. Una sonrisa, un tono de voz tranquilo y palabras tranquilizadoras pueden ayudar a aliviar la ansiedad inicial. Esta primera impresión es esencial para establecer una relación de confianza, especialmente importante en un entorno estresante como las urgencias.

La **evaluación inicial** suele comenzar con una serie de preguntas destinadas a conocer los síntomas del paciente, la naturaleza de la urgencia y el historial médico pertinente. Los auxiliares sanitarios deben formular preguntas claras y concisas para recabar información vital sin retrasar la asistencia. Por ejemplo, pueden preguntar por el motivo de la visita, los síntomas experimentados y su duración, y cualquier antecedente médico pertinente, como alergias, medicación actual y enfermedades crónicas.

La **toma de las constantes vitales** es una parte esencial de la evaluación inicial. Los auxiliares asistenciales miden la temperatura, la tensión arterial, el pulso y la saturación de oxígeno del paciente. Estos datos son cruciales para evaluar el estado general de salud del paciente e identificar rápidamente signos de sufrimiento vital. Una monitorización eficaz y precisa de las constantes vitales permite detectar situaciones críticas y priorizar las intervenciones médicas necesarias.

La **observación clínica** también forma parte de la evaluación inicial. Los cuidadores deben estar atentos a los signos visibles de sufrimiento, como palidez, sudoración, respiración dificultosa o postura del paciente. También deben evaluar el nivel de consciencia y la capacidad de respuesta del paciente. Esta observación permite identificar rápidamente los síntomas que requieren atención inmediata y transmitir esta información a enfermeros y médicos.

La **comunicación de la información** recopilada es un aspecto crucial de esta etapa. Los auxiliares sanitarios deben comunicar los datos vitales y las observaciones clínicas de forma clara y concisa al equipo médico. Esta comunicación es esencial para garantizar una atención rápida y coordinada. El uso de sistemas de puntuación estandarizados y de herramientas de comunicación electrónica puede mejorar la eficacia de este proceso.

La **evaluación del dolor** también es un componente importante. Los cuidadores deben pedir a los pacientes que describan su dolor, su intensidad, localización y carácter. El uso de escalas de dolor visuales o numéricas puede ayudar a cuantificar el dolor de forma objetiva. Esta información es crucial para determinar la necesidad de analgésicos y otras intervenciones analgésicas.

La **organización y orientación** del paciente tras la evaluación inicial también son responsabilidad de los auxiliares asistenciales. Dependiendo de la gravedad de la situación, el paciente puede ser dirigido a una sala de tratamiento adecuada, ya sea la unidad de cuidados intensivos para casos críticos, la zona de tratamiento para atención urgente o la sala de espera para casos menos graves. Esta derivación rápida y precisa es esencial para garantizar que cada paciente reciba la atención adecuada sin demora.

No hay que subestimar **el apoyo emocional** que prestan los auxiliares sanitarios durante los primeros contactos. Los pacientes y sus familiares pueden encontrarse en estado de shock, ansiosos o desorientados. Los auxiliares sanitarios deben ofrecer apoyo emocional escuchando con empatía, respondiendo a las preguntas y explicando los próximos procedimientos. Este apoyo ayuda a reducir la ansiedad y a crear un entorno más tranquilo para los pacientes.

- Traslado a la sala de tratamiento

El traslado de un paciente a la sala de curas es una etapa crucial en el proceso de atención de urgencias. Esta etapa, realizada principalmente por auxiliares de enfermería, es crucial para la comodidad del paciente, la eficacia de las intervenciones médicas y la fluidez de la asistencia. Un montaje bien ejecutado prepara al paciente para los tratamientos venideros, al tiempo que garantiza un entorno seguro y relajante.

La recepción en la sala de tratamiento comienza en cuanto se traslada al paciente desde la zona de triaje o la sala de espera. Los auxiliares asistenciales saludan al paciente con empatía y profesionalidad, explicándole brevemente lo que va a ocurrir a continuación. Esta comunicación inicial es esencial para tranquilizar al paciente y reducir su ansiedad. El tono de voz utilizado debe ser tranquilo y tranquilizador, y es importante responder a cualquier pregunta que el paciente o su familia puedan tener.

El traslado a la sala de curas debe realizarse con cuidado y eficacia. Los auxiliares asistenciales se aseguran de que el paciente esté cómodamente colocado en la camilla o en la silla de ruedas, teniendo en cuenta cualquier necesidad específica, como lesiones que requieran inmovilización. Se aseguran de que se utilizan técnicas de elevación seguras para evitar lesiones tanto al paciente como a ellos mismos. El transporte debe ser rápido pero suave, minimizando los movimientos bruscos que puedan causar molestias o agravar las lesiones.

La instalación propiamente dicha en la sala de tratamiento comienza con la distribución del espacio. Los auxiliares preparan la cama o la camilla, ajustando cojines y sábanas para garantizar el máximo confort. Se aseguran de que todos los equipos necesarios, como monitores de constantes vitales, infusiones, sistemas de oxigenoterapia y dispositivos de comunicación, estén al alcance de la mano y funcionen. Comprobar que estos equipos funcionan correctamente es esencial para garantizar unos cuidados ininterrumpidos.

La **colocación del paciente** en la cama es una etapa clave. Los auxiliares asistenciales deben asegurarse de que el paciente está colocado correctamente, teniendo en cuenta su estado médico. Por ejemplo, un paciente con dificultad respiratoria se colocará en posición semisentada para facilitar la respiración, mientras que un paciente con fractura de pelvis se colocará en decúbito supino con un soporte adecuado para evitar cualquier movimiento. La comodidad del paciente es primordial y deben realizarse ajustes hasta que el paciente se sienta cómodo.

Inmediatamente después se **instalan los dispositivos médicos**. Los auxiliares de cuidados conectan los monitores de constantes vitales, ajustan las infusiones y colocan los dispositivos de oxigenoterapia si es necesario. Deben asegurarse de que todas las conexiones son seguras y de que el equipo funciona correctamente. La comprobación minuciosa de cada pieza del equipo ayuda a prevenir cualquier mal funcionamiento durante el tratamiento.

La **asistencia en los procedimientos médicos iniciales** suele ser necesaria desde el momento en que el paciente ingresa en la sala de tratamiento. Los camilleros ayudan a enfermeras y médicos proporcionándoles el instrumental y el material médico necesarios, colaborando en la colocación de catéteres, preparando inyecciones y asistiendo en la reanimación si es preciso. Su papel es crucial para garantizar que todos los procedimientos se desarrollen con fluidez y rapidez.

El apoyo emocional sigue siendo prioritario durante el periodo de adaptación. Los cuidadores deben estar atentos a los signos de malestar emocional y ofrecer palabras tranquilizadoras y caricias reconfortantes. Explicar al paciente cada etapa y darle información sobre los cuidados que va a recibir puede ayudar a reducir la ansiedad. También puede permitirse la presencia de alguien cercano al paciente, si procede, para ofrecerle apoyo adicional.

La documentación y la comunicación son aspectos importantes de esta fase. Los auxiliares asistenciales deben documentar en la historia clínica las observaciones iniciales, las intervenciones realizadas y el estado general del paciente. Esta documentación debe ser precisa y completa, para que los demás miembros del equipo médico puedan tener una visión clara de la situación del paciente. Además, los auxiliares de cuidados deben comunicar toda la información pertinente a las enfermeras y los médicos, garantizando la continuidad y la coherencia de los cuidados.

- **Toma de constantes vitales**
  ◦ Metodología e importancia de cada constante

La toma de constantes vitales es una parte fundamental de la evaluación inicial en el servicio de urgencias. Proporciona datos esenciales sobre el estado de salud del paciente y permite detectar rápidamente cualquier anomalía que requiera una intervención inmediata. Las constantes vitales incluyen la temperatura corporal, la tensión arterial, el pulso, la frecuencia respiratoria y la saturación de oxígeno. Cada medición sigue una metodología específica y es crucial para la evaluación global del paciente.

La temperatura corporal suele ser una de las primeras constantes que se miden. Puede tomarse por vía oral, rectal, auditiva o frontal mediante termómetros electrónicos. El método elegido depende de la edad y el estado clínico del paciente. Una temperatura alta (fiebre) puede indicar una infección, inflamación u otra patología subyacente, mientras que una temperatura baja puede ser signo de hipotermia o shock. La precisión de esta medición es crucial, ya que a menudo orienta las decisiones sobre las pruebas diagnósticas y los tratamientos que deben iniciarse.

La **tensión arterial se** mide con un tensiómetro manual o electrónico. La tensión arterial sistólica y diastólica proporcionan información sobre la fuerza y el ritmo del corazón, así como sobre el estado de los vasos sanguíneos. Una presión arterial alta (hipertensión) puede indicar riesgo cardiovascular o enfermedad renal, mientras que una presión arterial baja (hipotensión) puede indicar shock, deshidratación o hemorragia. La metodología consiste en colocar correctamente el manguito de presión arterial y escuchar o leer atentamente las lecturas para garantizar la máxima precisión.

El pulso, o frecuencia cardiaca, se toma en la muñeca (arteria radial), el cuello (arteria carótida) u otros puntos de palpación. Se cuenta durante un periodo de 60 segundos para obtener una medición precisa. El pulso proporciona información sobre la frecuencia cardiaca y la fuerza de la circulación sanguínea. Una frecuencia cardiaca elevada (taquicardia) puede deberse a dolor, infección, estrés o deshidratación, mientras que una frecuencia cardiaca baja (bradicardia) puede indicar una enfermedad cardiaca subyacente o el efecto de una medicación. La regularidad del pulso (ritmo regular o irregular) también es un indicador importante de la salud del corazón.

La **frecuencia respiratoria** es el número de respiraciones por minuto. Se mide observando o palpando los movimientos torácicos o abdominales del paciente. Una frecuencia respiratoria elevada (taquipnea) puede ser signo de estrés respiratorio, infección pulmonar, acidosis metabólica u otras afecciones graves, mientras que una frecuencia baja (bradipnea) puede indicar depresión respiratoria debida a medicación o trastornos neurológicos. Una respiración regular y cómoda es signo de una función pulmonar adecuada, mientras que las anomalías en la frecuencia o la profundidad de la respiración pueden indicar problemas respiratorios que requieren atención inmediata.

La saturación de oxígeno, medida con un pulsioxímetro, indica el porcentaje de hemoglobina saturada de oxígeno en la sangre. Esta medición suele realizarse en la yema del dedo o en el lóbulo de la oreja. La saturación normal se sitúa entre el 95% y el 100%. Los niveles más bajos pueden indicar hipoxemia, una situación crítica en la que los tejidos no reciben suficiente oxígeno, que puede estar causada por una enfermedad pulmonar, problemas cardíacos o intoxicación. El control continuo de la saturación de oxígeno es esencial para los pacientes con dificultad respiratoria o que reciben oxigenoterapia.

La rigurosa metodología para tomar las constantes vitales implica la formación adecuada del personal de enfermería, el uso correcto del equipo y la atención a los detalles. Cada medición debe realizarse sistemáticamente y repetirse a intervalos regulares para controlar las tendencias y detectar cambios en el estado del paciente. La documentación precisa de estas mediciones en la historia clínica permite una comunicación eficaz con el equipo asistencial y una toma de decisiones informada.

No se puede subestimar **la importancia de cada constante**. Proporcionan indicadores esenciales de la función fisiológica de un paciente y permiten diagnosticar rápidamente afecciones agudas. Las constantes vitales ayudan a evaluar la gravedad de una enfermedad, controlar la eficacia de los tratamientos y prevenir posibles complicaciones. Son fundamentales para elaborar un plan de cuidados adecuado y priorizar las intervenciones médicas.

- Interpretación de los resultados y medidas que deben adoptarse

La interpretación de los resultados de las constantes vitales es una etapa crucial en la gestión de los pacientes de urgencias. Los auxiliares asistenciales, en colaboración con enfermeros y médicos, no sólo deben medir estas constantes vitales, sino también interpretar rápidamente los resultados para determinar qué medidas deben tomarse. Esta interpretación permite evaluar el estado de salud del paciente, detectar anomalías potencialmente graves y orientar las intervenciones médicas necesarias.

La temperatura corporal es un indicador clave del estado fisiológico de un paciente. La fiebre (temperatura elevada) puede indicar infección, inflamación o reacción a la medicación. Si un paciente tiene fiebre, los cuidadores deben estar atentos a otros signos de infección, como escalofríos, sudoración excesiva o confusión. La administración de antipiréticos, como el paracetamol, puede ser necesaria para reducir la fiebre. En caso de hipotermia (baja temperatura), es crucial calentar al paciente gradualmente con mantas calientes y mantener un ambiente templado para evitar complicaciones posteriores.

La tensión arterial proporciona información sobre la función cardiovascular. La hipertensión (tensión arterial alta) puede indicar estrés, dolor agudo, enfermedad renal o problemas cardiovasculares. Los cuidadores deben vigilar los síntomas asociados, como dolor de cabeza, mareos o dolor torácico, y avisar inmediatamente al médico para una evaluación más exhaustiva. Pueden ser necesarias intervenciones como la administración de medicación antihipertensiva. Por el contrario, la hipotensión (tensión arterial baja) puede indicar shock, deshidratación o hemorragia. Los cuidadores deben estar atentos a signos de perfusión tisular inadecuada, como palidez, sudor frío o alteración de la conciencia, y prepararse para intervenciones como la administración de líquidos por vía intravenosa.

El pulso o frecuencia cardiaca es un indicador esencial del funcionamiento del corazón. La taquicardia (frecuencia cardiaca elevada) puede deberse a dolor, ansiedad, infección, deshidratación o problemas cardiacos. Los cuidadores deben evaluar la regularidad del ritmo cardiaco y estar atentos a signos de insuficiencia cardiaca o angina de pecho. Pueden ser necesarias intervenciones como la administración de fármacos antiarrítmicos o la rehidratación. La bradicardia (frecuencia cardiaca baja) puede indicar hipotermia, hipotensión o trastornos de la conducción cardiaca. Los cuidadores deben estar atentos a signos de perfusión inadecuada y deterioro de la consciencia, y preparar las intervenciones adecuadas, como la administración de atropina.

La frecuencia respiratoria es un indicador de la función pulmonar y metabólica. La taquipnea (frecuencia respiratoria elevada) puede indicar estrés respiratorio, acidosis metabólica, infección pulmonar o embolia pulmonar. Los cuidadores deben evaluar la profundidad y frecuencia de la respiración y estar atentos a signos de cianosis, uso de músculos accesorios o agitación. Pueden ser necesarias intervenciones como la administración de oxígeno, la posición de Fowler (semisentado) o la preparación para la intubación. La bradipnea (frecuencia respiratoria baja) puede indicar depresión respiratoria debida a medicación, hipotermia o trastornos neurológicos. Los cuidadores deben estar atentos a los signos de hipoventilación y somnolencia, y prepararse para intervenciones como la ventilación asistida.

La saturación de oxígeno mide la oxigenación de la sangre y es crucial para evaluar la eficacia de la respiración. Una saturación de oxígeno inferior al 95% puede indicar hipoxemia, que requiere una intervención inmediata. Los cuidadores deben comprobar la posición correcta del pulsioxímetro y evaluar los signos clínicos de dificultad respiratoria, como cianosis, confusión o disnea. La administración de oxígeno mediante mascarilla o cánula nasal suele ser la primera intervención, seguida de una evaluación posterior para identificar y tratar la causa subyacente.

La **comunicación y la documentación** de los resultados son esenciales tras la interpretación. Los cuidadores deben registrar las constantes vitales y sus cambios en la historia clínica del paciente e informar inmediatamente a enfermeras y médicos de cualquier anomalía. Esta comunicación garantiza que el equipo asistencial pueda tomar decisiones informadas y coordinar las intervenciones necesarias.

Las medidas que deben tomarse una vez interpretados los resultados varían en función de la gravedad y la naturaleza de las anomalías detectadas. Pueden incluir intervenciones inmediatas, como la administración de medicación, la rehidratación intravenosa, la colocación de dispositivos de oxigenoterapia o la preparación de procedimientos de urgencia más complejos. En caso de deterioro rápido del estado del paciente, los auxiliares asistenciales deben estar preparados para iniciar medidas de reanimación y pedir refuerzos.

- **Higiene y prevención de infecciones**
  ◦ Técnicas de lavado de manos

Lavarse las manos es una técnica fundamental de prevención de infecciones en todos los centros sanitarios, y es especialmente importante en los servicios de urgencias, donde el riesgo de transmisión de gérmenes es elevado. Los asistentes sanitarios, así como todos los miembros del equipo médico, deben seguir procedimientos rigurosos para garantizar una higiene óptima. El dominio de las técnicas de lavado de manos es esencial para proteger a los pacientes y al personal contra las infecciones nosocomiales.

La importancia del lavado de manos radica en su capacidad para eliminar gérmenes y agentes patógenos que pueden transmitirse por contacto directo o indirecto. Las manos suelen estar en contacto con diversas superficies, pacientes y equipos, lo que facilita la transmisión de infecciones si no se siguen unas medidas higiénicas estrictas. Un lavado de manos adecuado reduce significativamente el riesgo de contaminación cruzada, protegiendo a los pacientes vulnerables y al personal sanitario.

Se recomienda **lavarse las** manos **con agua y jabón** cuando estén visiblemente sucias o contaminadas con fluidos biológicos. He aquí los pasos detallados:

1. **Mójate las manos y las muñecas** con agua corriente limpia. La temperatura del agua debe ser agradable, ni demasiado caliente ni demasiado fría, para no dañar la piel.
2. **Aplique suficiente jabón** para cubrir toda la superficie de las manos y las muñecas.

3. **Frotar las palmas de las manos** para crear espuma. Esta acción mecánica es esencial para desprender las partículas de suciedad y los gérmenes.
4. **Frota el dorso de cada mano** con la palma de la otra, entrelazando los dedos. Esta técnica garantiza una limpieza a fondo de todas las superficies.
5. **Limpiar entre los dedos** frotando las manos con los dedos entrelazados.
6. **Frota el dorso de los dedos** contra las palmas opuestas, asegurándote de limpiar los nudillos y las zonas que suelen descuidarse.
7. **Limpie los pulgares** frotándolos en rotación en la palma opuesta, con un agarre firme para garantizar una limpieza a fondo.
8. **Frota las yemas de los dedos y las uñas** contra la palma de la mano contraria. Este paso es crucial porque las uñas pueden albergar gérmenes resistentes.
9. **Aclararse bien las manos** con agua corriente para eliminar todos los restos de jabón y contaminantes.
10. **Secarse las manos con una toalla limpia o una toalla de manos de un solo uso**. Las toallas de papel suelen ser preferibles en entornos médicos para evitar la contaminación cruzada.
11. **Utilice la toalla para cerrar el grifo**, para evitar volver a contaminarse las manos limpias al tocar una superficie potencialmente contaminada.

El uso de soluciones hidroalcohólicas (SHA) también es un método eficaz para la higiene de las manos, especialmente cuando éstas no están visiblemente sucias. Estos son los pasos para una desinfección eficaz:

1. **Aplicar una cantidad suficiente de solución hidroalcohólica** en la palma de una mano. La cantidad debe ser suficiente para cubrir todas las superficies de las manos.
2. **Frotar las palmas de las manos** para distribuir la solución.

3. **Frota el dorso de cada mano** con la palma de la otra, entrelazando los dedos.
4. **Limpiar entre los dedos** frotando las manos con los dedos entrelazados.
5. **Frota el dorso de los dedos** contra las palmas opuestas.
6. **Frotar los pulgares** cogiéndolos con la palma opuesta y frotándolos en rotación.
7. **Limpiar las yemas de los dedos y las uñas** contra la palma opuesta.
8. **Continúe frotando hasta que las manos estén secas**, lo que suele llevar sólo 20-30 segundos. No aclare ni limpie las manos hasta que la solución se haya evaporado por completo.

Lavarse las manos con regularidad es tan importante como la técnica. El personal sanitario debe lavarse las manos en varias situaciones clave: antes y después del contacto con cada paciente, después de tocar superficies u objetos contaminados, antes de realizar procedimientos asépticos, después de quitarse los guantes y después de ir al baño. Estos momentos críticos constituyen una barrera constante contra la transmisión de infecciones.

La **formación continua y la sensibilización** son esenciales para mantener un alto nivel de higiene de las manos. Los centros sanitarios deben ofrecer formación periódica sobre las técnicas de lavado de manos, utilizando demostraciones prácticas y evaluaciones para garantizar la competencia del personal. Los carteles y recordatorios visuales en las áreas de atención también pueden reforzar la importancia de esta práctica.

- Utilización de equipos de protección individual (EPI)

El uso de equipos de protección individual (EPI) es fundamental para garantizar la seguridad de los auxiliares sanitarios, los pacientes y todo el personal médico de los servicios de urgencias. Los EPI desempeñan un papel crucial en la prevención de infecciones y en la reducción de la transmisión de patógenos, especialmente en un entorno tan dinámico e impredecible como el de los servicios de urgencias. El uso correcto y sistemático de los EPI es esencial para mantener un alto nivel de protección y garantizar una asistencia segura.

Los **tipos de EPI utilizados habitualmente** en los servicios de urgencias incluyen guantes, mascarillas, gafas o visores, batas, delantales y, en ocasiones, trajes de cuerpo entero. Cada tipo de equipo tiene una función específica y debe utilizarse según protocolos establecidos en función del nivel de riesgo y del tipo de procedimiento que se esté llevando a cabo.

Los guantes son uno de los EPI más utilizados. Protegen las manos de los asistentes de los contaminantes biológicos y químicos. Los guantes deben utilizarse siempre que haya contacto con sangre, fluidos corporales, mucosas o piel no intacta, y cuando se manipulen objetos o superficies potencialmente contaminados. Es esencial elegir guantes de la talla adecuada para garantizar una protección óptima y la comodidad de uso. Los guantes deben cambiarse entre pacientes y desecharse inmediatamente después de su uso en los contenedores de residuos médicos adecuados.

Las mascarillas son esenciales para proteger las vías respiratorias frente a partículas, aerosoles y gotitas transportados por el aire. Las mascarillas quirúrgicas se utilizan generalmente para los procedimientos estándar y el contacto rutinario con los pacientes. Las mascarillas de tipo N95 o FFP2 ofrecen una protección superior y se recomiendan en situaciones en las que existe un alto riesgo de transmisión de patógenos aéreos, como cuando se atiende a pacientes con enfermedades infecciosas respiratorias. Es fundamental llevar la mascarilla correctamente puesta, cubriendo la nariz y la boca, y cambiarla con regularidad o en cuanto se humedezca o ensucie.

Las gafas y visores ofrecen protección contra las salpicaduras de fluidos biológicos y las salpicaduras que puedan alcanzar los ojos. Son especialmente importantes durante los procedimientos que generan aerosoles, como la aspiración de secreciones o la ventilación no invasiva. Las gafas deben ajustarse de forma que permanezcan en su sitio y proporcionen una cobertura total, mientras que las viseras deben llevarse de forma que cubran completamente la cara sin obstruir la visión.

Las batas y los delantales protegen la ropa y la piel de las enfermeras de la contaminación. Las batas se utilizan para el contacto estrecho con el paciente y los procedimientos que puedan generar salpicaduras de fluidos biológicos. Deben ser largas, cubrir los brazos hasta las muñecas y, a menudo, ser impermeables. Se pueden utilizar delantales desechables sobre las batas para una mayor protección durante los procedimientos de alto riesgo. Las batas y los delantales deben quitarse y desecharse correctamente después de cada uso, teniendo cuidado de evitar el contacto con la piel o la ropa al quitárselos.

Los trajes integrales se utilizan en situaciones de alto riesgo, como la atención a pacientes con enfermedades muy contagiosas o el trabajo en entornos contaminados. Cubren todo el cuerpo, incluidas las manos y los pies, y suelen utilizarse en combinación con otros EPI, como mascarillas y gafas. Hay que tener especial cuidado al ponerse y quitarse estos trajes para evitar la contaminación cruzada.

El procedimiento para ponerse y quitarse los EPI es tan importante como su uso. Los auxiliares sanitarios deben seguir una secuencia estricta para ponerse y quitarse los EPI con el fin de minimizar el riesgo de contaminación. Antes de ponerse el EPI, es importante lavarse las manos o utilizar una solución hidroalcohólica. En primer lugar deben ponerse los guantes, seguidos de la bata, la mascarilla y las gafas o el visor. Al quitárselos, deben quitarse primero los guantes, seguidos de la bata, las gafas o el visor, y después la mascarilla, evitando tocar la superficie exterior de cada pieza del equipo. Tras quitarse el EPI, deben lavarse o desinfectarse las manos inmediatamente.

La **formación y la concienciación sobre** el uso correcto de los EPI son esenciales para garantizar una protección eficaz. Los cuidadores deben recibir formación periódica sobre los protocolos de uso de los EPI, incluidas demostraciones prácticas y ejercicios de simulación. Los recordatorios visuales y los carteles en las áreas asistenciales pueden ayudar a reforzar la importancia de estas prácticas y garantizar un cumplimiento continuado.

- **Movilidad y comodidad del paciente**
  - Técnicas de movilización seguras

Las técnicas de movilización seguras son esenciales para garantizar la seguridad y la comodidad del paciente, al tiempo que protegen a los cuidadores de posibles lesiones. La movilización de pacientes en los servicios de urgencias requiere un enfoque delicado y preciso, ya que muchos pacientes pueden tener fracturas, traumatismos o afecciones médicas que dificultan y hacen doloroso el movimiento. Los cuidadores deben recibir formación sobre las técnicas adecuadas para garantizar transferencias seguras y suaves.

La **evaluación previa** es el primer paso crucial antes de cualquier movilización. Los auxiliares asistenciales deben evaluar el estado del paciente, teniendo en cuenta sus capacidades físicas, los niveles de dolor y las posibles restricciones de movimiento. Esta evaluación permite planificar la movilización para minimizar el riesgo de lesiones y adaptar las técnicas a las necesidades específicas del paciente.

La **posición ergonómica** del cuidador es esencial para evitar lesiones. Antes de iniciar cualquier movilización, el cuidador debe asegurarse de que su postura es estable y equilibrada. Los pies deben estar separados a la anchura de los hombros, las rodillas ligeramente flexionadas y la espalda recta. Es importante utilizar los músculos de las piernas para levantar y mantener la carga lo más cerca posible del cuerpo. Esta técnica ayuda a reducir la presión sobre la espalda y a prevenir el dolor lumbar.

El **uso de equipos de asistencia** puede facilitar enormemente la movilización segura de los pacientes. Dispositivos como las sábanas deslizantes, las tablas de transferencia, las grúas de pacientes y las cintas de transferencia están diseñados para reducir el esfuerzo físico necesario y aumentar la seguridad. Por ejemplo, las sábanas deslizantes permiten trasladar a un paciente de una cama a otra con menos fricción, mientras que las grúas de pacientes pueden levantar a un paciente inmóvil de forma segura. Elegir el equipo adecuado y saber utilizarlo correctamente es crucial.

La movilización en cama es una técnica utilizada con frecuencia en los servicios de urgencias. Para recolocar a un paciente encamado, los auxiliares deben asegurarse primero de que la cama está a una altura adecuada para evitar que se doble demasiado. A continuación, pueden utilizar una sábana deslizante para ayudar al paciente a ponerse de lado. Se invita al paciente a doblar las rodillas y utilizar los pies como palanca, mientras los asistentes, de pie a ambos lados de la cama, tiran suavemente de la sábana para girar al paciente. Este método minimiza los movimientos bruscos y distribuye uniformemente el peso del paciente, reduciendo el riesgo de dolor o lesiones.

La transferencia de una cama a una silla de ruedas también requiere una técnica precisa. Tras evaluar la capacidad del paciente para ayudar en la transferencia, el asistente debe colocar la silla de ruedas en un ángulo de 45 grados respecto a la cama, bloqueando los frenos para impedir cualquier movimiento. A continuación, se pide al paciente que se levante lentamente y se siente en el borde de la cama con los pies en el suelo. Utilizando un cinturón de transferencia si es necesario, el cuidador se coloca delante del paciente, manteniendo la espalda recta y las rodillas flexionadas. Utilizando sus piernas, el cuidador ayuda al paciente a levantarse suavemente, gira lentamente y luego baja al paciente a la silla de ruedas. Esta técnica garantiza una transferencia suave y segura.

La **ayuda para caminar** es otra técnica importante. Los cuidadores deben evaluar siempre la estabilidad del paciente antes de movilizarlo. Para ayudar al paciente a ponerse de pie y caminar, pueden utilizar un cinturón de transferencia para proporcionarle apoyo adicional. Se ayuda al paciente a levantarse utilizando los reposabrazos o empujando con las manos sobre la cama. Una vez de pie, el cuidador debe permanecer cerca, a menudo en una posición ligeramente retirada para sostener al paciente si se desequilibra. Caminar despacio y asegurarse de que el paciente haga descansos cuando sea necesario es crucial para evitar caídas.

La movilización de pacientes con fracturas o lesiones específicas requiere precauciones adicionales. Por ejemplo, en el caso de un paciente con fractura de cadera, es esencial reducir al mínimo cualquier movimiento de la zona lesionada. El cuidador debe utilizar dispositivos estabilizadores y colaborar estrechamente con el equipo médico para seguir los protocolos adecuados. Técnicas como el uso de cojines de apoyo y la movilización en equipo pueden ser necesarias para garantizar la seguridad del paciente.

La **comunicación y el estímulo** desempeñan un papel importante en la movilización segura. Los cuidadores deben explicar claramente al paciente cada paso del proceso, utilizando un lenguaje sencillo y tranquilizador. Animar al paciente a participar lo más posible en su propia movilización puede mejorar su confianza y comodidad. La paciencia y la amabilidad son esenciales para reducir la ansiedad del paciente y garantizar una experiencia positiva.

- Gestión del dolor y el confort

El tratamiento del dolor y el confort de los pacientes es una prioridad clave en los servicios de urgencias, donde los pacientes suelen presentar dolor agudo y diversas molestias. Los cuidadores desempeñan un papel crucial a la hora de evaluar, aliviar y controlar el dolor, al tiempo que garantizan que los pacientes estén lo más cómodos posible durante su estancia. Se necesita un enfoque empático y metódico para responder eficazmente a estas necesidades.

La evaluación inicial del dolor es el primer paso. Nada más llegar un paciente, los auxiliares asistenciales deben evaluar rápidamente su nivel de dolor utilizando herramientas estandarizadas como la escala numérica (de 0 a 10), la escala visual analógica (EVA) o escalas conductuales para pacientes incapaces de comunicarse verbalmente. Estas herramientas permiten cuantificar el dolor y adaptar las intervenciones en consecuencia. Los auxiliares asistenciales deben formular preguntas precisas sobre la localización, intensidad, duración y naturaleza del dolor (agudo, sordo, punzante), así como sobre los factores que lo agravan o alivian.

La **comunicación empática** es esencial para comprender plenamente la experiencia de dolor del paciente. Los cuidadores deben escuchar activamente y mostrar empatía, reconociendo y validando los sentimientos del paciente. Este enfoque ayuda a establecer una relación de confianza, que es crucial para un tratamiento eficaz del dolor. Explicar los procedimientos y tratamientos de forma clara y tranquilizadora también ayuda a reducir la ansiedad, que puede exacerbar la percepción del dolor.

A menudo se utilizan **intervenciones no farmacológicas** como primera línea de alivio del dolor y confort. Estas intervenciones incluyen la aplicación de hielo o calor, técnicas de relajación, distracción mediante conversaciones o actividades relajantes y ajuste de la posición del paciente para reducir la presión sobre las zonas doloridas. Los cuidadores también pueden utilizar masajes suaves o técnicas de respiración para ayudar al paciente a relajarse y reducir el dolor.

Las intervenciones farmacológicas son esenciales cuando las medidas no farmacológicas no son suficientes. Los auxiliares asistenciales, en colaboración con enfermeros y médicos, administran los analgésicos prescritos. Puede tratarse de fármacos de venta libre como el paracetamol, antiinflamatorios no esteroideos (AINE) u opiáceos para el dolor más intenso. La supervisión cuidadosa de los efectos secundarios y la eficacia de la medicación es crucial para ajustar las dosis y los tipos de medicación en función de las necesidades del paciente.

Ajustar el entorno también contribuye a la comodidad del paciente. Los auxiliares asistenciales deben asegurarse de que la cama esté limpia y bien hecha, las sábanas estiradas y ajustadas, y las almohadas colocadas de forma que sujeten adecuadamente al paciente. La temperatura de la habitación debe controlarse para evitar que haga demasiado frío o demasiado calor. Reducir el ruido y las interrupciones innecesarias, proporcionar mantas adicionales o ayudas técnicas como colchones antiescaras, son medidas que mejoran el confort general del paciente.

El cambio regular de posición de los pacientes encamados es crucial para prevenir el dolor relacionado con la inmovilidad y las úlceras por presión. Los cuidadores deben ayudar a los pacientes a cambiar de posición cada dos horas, utilizando técnicas adecuadas para minimizar el dolor y el riesgo de lesiones. Esto implica levantar y recolocar al paciente con sábanas deslizantes o cojines de apoyo para distribuir la presión uniformemente.

El tratamiento del dolor crónico en pacientes que llegan a urgencias con enfermedades preexistentes requiere un enfoque especializado. Los cuidadores deben elaborar un historial completo del dolor crónico, incluidos los tratamientos anteriores y actuales, y colaborar estrechamente con el equipo médico para adaptar el plan de tratamiento del dolor. El objetivo es prevenir las exacerbaciones del dolor crónico al tiempo que se tratan los problemas agudos que provocaron la visita a urgencias.

La **educación y la capacitación del paciente** son aspectos importantes del tratamiento del dolor y el confort. Los cuidadores deben informar a los pacientes sobre las técnicas de tratamiento del dolor que pueden utilizar de forma independiente, como ejercicios de respiración, posturas cómodas y el uso adecuado de la medicación. Animar a los pacientes a expresar sus necesidades y preferencias ayuda a personalizar los cuidados y a mejorar su experiencia general.

La monitorización y reevaluación periódicas del dolor y el confort son esenciales para garantizar la eficacia de las intervenciones y ajustar los tratamientos en consecuencia. Los cuidadores deben seguir controlando el dolor a intervalos regulares y documentar las respuestas a los tratamientos. La comunicación constante con enfermeras y médicos permite adaptar el plan de cuidados a medida que evoluciona la situación del paciente.

Capítulo 4
En
Situaciones de emergencia específicas

- **Urgencias cardiovasculares**
  - Tratamiento del infarto de miocardio

El tratamiento de un infarto de miocardio (IM), comúnmente conocido como ataque al corazón, es un procedimiento crítico y urgente que requiere una coordinación rápida y eficaz entre los miembros del equipo médico. El objetivo es restablecer el flujo sanguíneo al corazón lo antes posible para minimizar el daño al músculo cardiaco y mejorar las posibilidades de supervivencia del paciente. El personal de enfermería desempeña un papel esencial en este proceso, proporcionando cuidados inmediatos y facilitando las intervenciones médicas.

La evaluación inicial comienza en cuanto el paciente llega al servicio de urgencias. Los asistentes sanitarios deben realizar una evaluación rápida y precisa de los síntomas del paciente. Los signos clásicos del infarto de miocardio incluyen dolor torácico intenso, descrito a menudo como una sensación de presión o constricción, que a veces se irradia al brazo izquierdo, el cuello, la mandíbula o la espalda. Otros síntomas pueden ser sudores fríos, náuseas, dificultad para respirar y sensación de ansiedad intensa. La medición rápida de las constantes vitales -presión arterial, frecuencia cardiaca, saturación de oxígeno- es esencial para evaluar el estado del paciente y orientar la actuación urgente.

La administración de oxígeno suele ser una de las primeras medidas que se toman. Los cuidadores deben asegurarse de que el paciente reciba oxígeno para mejorar la oxigenación de la sangre y reducir la carga de trabajo del corazón. El oxígeno suele administrarse mediante una mascarilla facial o una cánula nasal, en función del nivel de dificultad respiratoria del paciente.

La monitorización continua es crucial para la detección precoz de cualquier deterioro del estado del paciente. Los cuidadores deben vigilar de cerca las constantes vitales y estar preparados para intervenir en caso de cambios significativos. La instalación de un monitor cardiaco permite controlar en tiempo real la actividad eléctrica del corazón, lo que es esencial para detectar arritmias potencialmente mortales, como la fibrilación ventricular.

La administración de la medicación desempeña un papel clave en la gestión inicial del IM. Los auxiliares asistenciales, bajo la supervisión de enfermeras y médicos, deben preparar y administrar la medicación prescrita. Puede tratarse de analgésicos para aliviar el dolor, como la morfina, nitratos para dilatar los vasos sanguíneos y mejorar el flujo sanguíneo al corazón, betabloqueantes para reducir la demanda de oxígeno del corazón y anticoagulantes para evitar la formación de coágulos. La aspirina suele administrarse por su efecto antiagregante plaquetario, que ayuda a prevenir la agregación plaquetaria y la formación de nuevos coágulos.

La angioplastia coronaria es un procedimiento de urgencia que se utiliza con frecuencia para tratar el IM. Los cuidadores deben preparar al paciente para este procedimiento asegurándose de que esté en ayunas, administrándole la premedicación necesaria y trasladándolo rápidamente al laboratorio de cateterismo. Durante la angioplastia, se introduce un catéter en una arteria coronaria obstruida para restablecer el flujo sanguíneo, a menudo con la colocación de un stent para mantener la arteria abierta. Los cuidadores deben vigilar al paciente antes, durante y después del procedimiento para detectar cualquier complicación, como hemorragias en el lugar de inserción o reacciones alérgicas a los contrastes utilizados.

La comunicación con los pacientes y sus familias también es un aspecto crucial de la gestión de la IDM. Los cuidadores deben proporcionar información clara y tranquilizadora sobre los procedimientos en curso, responder a las preguntas y ofrecer apoyo emocional. Un infarto es una experiencia extremadamente estresante, y el apoyo psicológico puede ayudar a reducir la ansiedad del paciente y sus allegados.

La rehabilitación cardiaca suele comenzar en cuanto se estabiliza al paciente. Los cuidadores ayudan a desarrollar un plan de cuidados que incluye recomendaciones sobre cambios en el estilo de vida, gestión de la medicación y control continuo de las constantes vitales. También pueden ayudar a coordinar las citas de seguimiento y proporcionar recursos educativos para prevenir futuros infartos.

La **documentación y la supervisión** son esenciales para garantizar una atención continua y coherente. Los auxiliares asistenciales deben documentar todas las intervenciones y observaciones en la historia clínica del paciente, lo que permite a los demás miembros del equipo sanitario tener una visión completa y actualizada del estado del paciente y de los cuidados prestados.

- Control de la parada cardiaca

La gestión de la parada cardiaca es un procedimiento crítico y muy urgente en los servicios de urgencias, donde cada segundo cuenta para salvar vidas. Los auxiliares sanitarios, en colaboración con todo el equipo médico, desempeñan un papel vital en la rápida identificación, el tratamiento inmediato y el seguimiento de los pacientes en parada cardiaca. Una respuesta rápida y coordinada es esencial para maximizar las posibilidades de supervivencia y minimizar el daño cerebral.

Reconocer la parada cardiaca es el primer paso crucial. Los cuidadores deben ser capaces de identificar rápidamente los signos de parada cardiaca, como la pérdida súbita de conciencia, la ausencia de pulso palpable, el cese de la respiración o la respiración agónica. La monitorización constante y el aumento de la vigilancia permiten detectar precozmente estos signos, lo que desencadena una respuesta inmediata.

Pedir ayuda y activar el código de emergencia son acciones inmediatas. En cuanto se sospeche que se ha producido una parada cardiaca, el personal asistencial debe pedir ayuda a través de los sistemas de alerta de emergencia del hospital, como el botón de llamada o el teléfono específico. La activación del código de emergencia, a menudo llamado "código azul", moviliza rápidamente a un equipo de reanimación especializado y equipado para tratar paradas cardiacas.

La reanimación cardiopulmonar (RCP) se inicia inmediatamente. Los cuidadores formados en RCP deben iniciar las compresiones torácicas lo antes posible. Las compresiones deben realizarse a una profundidad aproximada de 5 a 6 cm y a un ritmo de 100 a 120 compresiones por minuto. La ventilación, si se realiza, debe llevarse a cabo después de cada serie de 30 compresiones, con dos insuflaciones. La calidad de las compresiones torácicas es esencial para mantener un flujo sanguíneo mínimo al cerebro y los órganos vitales.

El **uso del desfibrilador externo automático (DEA)** es un paso crucial. El DEA debe aplicarse lo antes posible para analizar el ritmo cardiaco del paciente y administrar una descarga eléctrica si se detecta fibrilación ventricular o taquicardia ventricular sin pulso. Los cuidadores deben seguir las instrucciones de voz del DEA, asegurarse de que nadie toque al paciente durante el análisis y la administración de la descarga, y reanudar las compresiones torácicas inmediatamente después de la descarga.

El manejo de las vías respiratorias también es prioritario. Si se dispone de él, puede utilizarse un dispositivo de ventilación manual, como una bolsa autorrellenable con mascarilla, para proporcionar insuflaciones de oxígeno. En los casos en que es necesaria la intubación endotraqueal, los auxiliares de enfermería apoyan a los médicos o enfermeros anestesistas preparando el equipo y apoyando al paciente durante el procedimiento.

La administración de fármacos durante la reanimación avanzada se lleva a cabo de acuerdo con los protocolos establecidos. Los auxiliares asistenciales, en colaboración con el equipo de reanimación, pueden preparar y administrar fármacos como adrenalina (para mejorar la contractilidad cardiaca), amiodarona o lidocaína (para tratar las arritmias) y bicarbonato sódico (para corregir la acidosis metabólica). La administración precisa y rápida de estos fármacos es crucial para el éxito de la reanimación.

El seguimiento y la vigilancia posteriores a la reanimación son esenciales una vez estabilizado el paciente. Los cuidadores deben seguir vigilando de cerca las constantes vitales, la frecuencia cardiaca y la saturación de oxígeno. También deben estar preparados para intervenir en caso de reaparición de la parada cardiaca u otras complicaciones. La gestión posterior a la reanimación también incluye la gestión de la hipotermia terapéutica, si está indicada, para proteger el cerebro de daños tras el restablecimiento de la circulación espontánea (RCE).

La documentación y la comunicación son aspectos críticos del tratamiento de la parada cardiaca. Los cuidadores deben documentar meticulosamente todos los aspectos del procedimiento, incluidas las horas de inicio y finalización de las compresiones torácicas, las dosis de medicación administradas, las descargas administradas y las respuestas del paciente. La comunicación clara y concisa con otros miembros del equipo médico es esencial para garantizar un tratamiento coherente y eficaz.

El apoyo emocional a los familiares es también una parte importante de la gestión de la parada cardiaca. Los asistentes sanitarios deben ofrecer apoyo empático e información a los familiares del paciente, manteniéndoles informados de la situación y de los esfuerzos que se están realizando para salvar la vida del paciente. También se puede autorizar la presencia de un familiar en determinadas circunstancias, para que pueda permanecer cerca de su ser querido en esos momentos críticos.

La **formación continua y los simulacros** son esenciales para mantener un alto nivel de competencia en el manejo de la parada cardiaca. Los auxiliares sanitarios deben participar regularmente en sesiones de formación y simulacros de reanimación para reforzar sus competencias y su capacidad de reaccionar eficazmente en situaciones de emergencia.

- **Urgencias respiratorias**
    - Asistencia respiratoria y oxigenoterapia

La asistencia respiratoria y la oxigenoterapia son intervenciones vitales en los servicios de urgencias, cuyo objetivo es garantizar una oxigenación adecuada de los tejidos y apoyar la respiración de los pacientes con dificultad respiratoria. Los auxiliares sanitarios desempeñan un papel crucial en la administración y gestión de estas intervenciones, garantizando que los pacientes reciban el apoyo que necesitan para estabilizar su estado.

La evaluación inicial de la dificultad respiratoria es el primer paso para establecer la asistencia respiratoria. Los cuidadores deben ser capaces de reconocer los signos de dificultad respiratoria, como disnea, cianosis (coloración azulada de la piel y las mucosas), taquipnea (respiración rápida), uso de músculos accesorios para respirar y agitación. Una evaluación rápida de las constantes vitales, incluida la frecuencia respiratoria, la saturación de oxígeno y la gasometría arterial, si se dispone de ella, ayudará a determinar el nivel de apoyo necesario.

La administración de oxígeno suele ser la primera línea de tratamiento para los pacientes con dificultad respiratoria. El oxígeno puede administrarse a través de varios dispositivos, en función de las necesidades del paciente:

1. **Las cánulas nasales** se utilizan en pacientes que necesitan una baja concentración de oxígeno (de 1 a 6 litros por minuto). Son cómodas y permiten al paciente hablar y comer, pero no son adecuadas para pacientes con mayores necesidades de oxígeno.

2. **La mascarilla única** ofrece una mayor concentración de oxígeno (de 5 a 10 litros por minuto) y se utiliza para pacientes que requieren un soporte moderado. Cubre la nariz y la boca, proporcionando un flujo de oxígeno más constante.

3. **La mascarilla con reservorio (mascarilla sin respiración)** suministra oxígeno a concentraciones muy elevadas (de 10 a 15 litros por minuto). Está equipada con

una bolsa reservorio que impide la inhalación de aire ambiente, lo que garantiza que el paciente reciba una concentración máxima de oxígeno.

La monitorización continua de los pacientes en oxigenoterapia es esencial para evaluar la eficacia del tratamiento y ajustar los flujos de oxígeno según sea necesario. Los cuidadores deben controlar la saturación de oxígeno con un pulsioxímetro y estar alerta ante signos de hipoxemia o hiperoxia persistentes. La documentación periódica de los niveles de saturación y de los ajustes realizados es crucial para garantizar un tratamiento coherente.

La asistencia respiratoria no invasiva es un método avanzado de asistencia respiratoria sin intubación. Incluye el uso de dispositivos como la presión positiva continua en las vías respiratorias (CPAP) y la presión positiva no invasiva en las vías respiratorias (VPPNI). Estos dispositivos ayudan a mantener abiertas las vías respiratorias y mejoran la oxigenación y la ventilación al proporcionar una presión de aire constante o intermitente.

- **La CPAP** suele utilizarse en pacientes con insuficiencia cardíaca congestiva o apnea obstructiva del sueño. Ayuda a mantener abiertos los alvéolos pulmonares, mejorando así el intercambio gaseoso.

- **La VPPNI**, como la ventilación con presión positiva binivel (BiPAP), se utiliza en pacientes con insuficiencia respiratoria aguda, como la EPOC exacerbada o el síndrome de dificultad respiratoria aguda (SDRA). Proporciona presión positiva durante la inspiración y presión más baja durante la espiración, lo que facilita la respiración y reduce el trabajo respiratorio.

La **intubación endotraqueal** y la ventilación mecánica son necesarias para los pacientes con insuficiencia respiratoria grave que no pueden estabilizarse con métodos no invasivos. La intubación consiste en introducir un tubo en la tráquea para mantener abiertas las vías respiratorias y permitir una ventilación mecánica controlada. Los enfermeros ayudan a los médicos y anestesistas preparando el equipo necesario, asegurándose de que el paciente está preoxigenado y controlando las constantes vitales durante el procedimiento.

La gestión de la secreción es un aspecto importante de la asistencia ventilatoria. Los pacientes con ventilación mecánica o no invasiva pueden necesitar una aspiración regular para mantener despejadas las vías respiratorias. Los cuidadores deben estar formados en el uso de técnicas de aspiración, asegurándose de que los procedimientos se llevan a cabo de forma aséptica para prevenir infecciones nosocomiales.

El apoyo emocional y la educación de los pacientes y sus familias también son cruciales. El personal de enfermería debe explicar los procedimientos y dispositivos utilizados, tranquilizar a los pacientes sobre su estado y responder a sus preguntas. El apoyo psicológico puede ayudar a reducir la ansiedad y mejorar la cooperación de los pacientes con los tratamientos.

La **coordinación con el equipo médico** es esencial para una atención óptima. Los auxiliares asistenciales deben comunicarse regularmente con médicos y enfermeras, informar de cualquier cambio en el estado del paciente y participar en las decisiones sobre el ajuste de los tratamientos. Una estrecha colaboración garantiza que las intervenciones sean coherentes y se adapten a las necesidades específicas de cada paciente.

- Tratamiento del asma aguda grave y la EPOC descompensada

El tratamiento del asma aguda grave y la EPOC (enfermedad pulmonar obstructiva crónica) descompensada en el servicio de urgencias es una tarea compleja y urgente. Estas dos afecciones respiratorias requieren una intervención rápida y coordinada para estabilizar al paciente, aliviar la dificultad respiratoria y prevenir complicaciones graves. Los auxiliares sanitarios desempeñan un papel crucial en esta gestión, garantizando una evaluación rápida, una administración adecuada del tratamiento y un seguimiento estrecho de la evolución del paciente.

La evaluación inicial es el primer paso fundamental para los pacientes que presentan dificultad respiratoria debida a asma aguda grave o EPOC descompensada. Los cuidadores deben evaluar rápidamente las constantes vitales, como la frecuencia respiratoria, la saturación de oxígeno, la frecuencia cardiaca y la tensión arterial. También deben observar signos clínicos como la cianosis, el uso de músculos accesorios, la sibilancia (ruidos respiratorios) y la capacidad del paciente para hablar. Esta rápida evaluación ayuda a determinar la gravedad de la situación y orientar la actuación inmediata.

El oxígeno suele ser la primera línea de tratamiento para los pacientes con dificultad respiratoria. Para los pacientes con asma, el oxígeno se administra para mantener la saturación de oxígeno por encima del 92%. Para los pacientes con EPOC, el oxígeno se administra con precaución para evitar la hiperoxia, manteniendo generalmente una saturación de oxígeno de entre el 88% y el 92%. Los cuidadores deben vigilar continuamente la saturación de oxígeno y ajustar el flujo en consecuencia, utilizando dispositivos adecuados como cánulas nasales, mascarillas faciales o máscaras de depósito.

Los medicamentos broncodilatadores son esenciales para aliviar la broncoconstricción en las crisis asmáticas y las exacerbaciones de la EPOC. Los cuidadores deben administrar betaagonistas inhalados de acción corta (como salbutamol) mediante nebulizador o inhalador dosificador, a menudo en combinación con anticolinérgicos (como ipratropio). Las nebulizaciones pueden administrarse a intervalos frecuentes, cada 20 minutos durante la primera hora, con un seguimiento cuidadoso para evaluar la eficacia y los posibles efectos secundarios.

Los corticosteroides sistémicos se administran para reducir la inflamación de las vías respiratorias. En caso de crisis asmáticas graves, los cuidadores deben preparar y administrar corticosteroides intravenosos u orales (como prednisona o metilprednisolona) según los protocolos establecidos. Los pacientes con EPOC descompensada también pueden beneficiarse de los corticosteroides sistémicos para controlar la inflamación bronquial y mejorar la respuesta a los broncodilatadores.

La asistencia respiratoria no invasiva (ARNI) puede ser necesaria para los pacientes que no mejoran con oxígeno y broncodilatadores. Los cuidadores deben preparar y aplicar presión positiva continua en las vías respiratorias (CPAP) o presión positiva no invasiva en las vías respiratorias en dos etapas (BiPAP) para ayudar a mantener abiertas las vías respiratorias y mejorar la oxigenación y la ventilación. Es esencial vigilar cuidadosamente la eficacia de la INRA y los signos de fatiga respiratoria.

La hidratación y el equilibrio electrolítico deben mantenerse para evitar la deshidratación, que puede empeorar los síntomas respiratorios. Los cuidadores deben vigilar la ingesta de líquidos del paciente y administrar líquidos intravenosos si es necesario, vigilando también los electrolitos para evitar desequilibrios que puedan afectar a la función respiratoria.

La **terapia antibiótica** puede estar indicada para pacientes con EPOC descompensada si se sospecha una infección bacteriana, a menudo indicada por un aumento de la purulencia del esputo. Los cuidadores deben preparar y administrar los antibióticos según lo prescrito, vigilando los signos de respuesta al tratamiento y los posibles efectos secundarios.

La monitorización y la vigilancia continua son cruciales durante todo el proceso asistencial. Las enfermeras deben controlar las constantes vitales, el estado respiratorio y la eficacia de los tratamientos de forma continuada. También deben estar atentos a los signos de deterioro, como un aumento de la disnea, un descenso de la saturación de oxígeno a pesar de la oxigenoterapia o un aumento de la fatiga respiratoria, e informar inmediatamente a las enfermeras y a los médicos de cualquier cambio.

La educación del paciente y el apoyo emocional también son importantes. Los cuidadores deben explicar al paciente los tratamientos y procedimientos de forma clara y tranquilizadora, responder a sus preguntas y ofrecerle apoyo emocional para ayudar a reducir la ansiedad asociada a la dificultad respiratoria. Facilitar información sobre el tratamiento a largo plazo del asma o la EPOC, incluido el uso correcto de los inhaladores y la medicación, también puede ser beneficioso para prevenir futuras exacerbaciones.

- **Urgencias neurológicas**
    - Tratamiento del ictus

El tratamiento del ictus en los servicios de urgencias es una tarea compleja y muy urgente. Cada minuto cuenta, ya que el tratamiento rápido de un ictus puede reducir el daño cerebral y mejorar significativamente las posibilidades de recuperación del paciente. Los cuidadores desempeñan un papel crucial en este proceso, garantizando una evaluación rápida, coordinando las intervenciones médicas y prestando apoyo continuo durante todo el proceso.

La **identificación y el reconocimiento rápido de los síntomas** son esenciales. Los cuidadores deben ser capaces de reconocer los signos clásicos de un ictus, como la caída de un lado de la cara, la debilidad repentina de un brazo o una pierna, el habla arrastrada, la pérdida de visión, los mareos o la confusión repentina. Utilizar el acrónimo FAST (Face, Arm, Speech, Time) puede ayudarle a recordar estos síntomas:

- **Cara**: ¿un lado de la cara está caído?
- **Brazo**: ¿puede el paciente levantar ambos brazos?

- **Habla**: ¿tiene el paciente dificultades para hablar o entender?
- **Tiempo**: el tiempo es esencial; pida ayuda inmediatamente.

Es necesario **activar inmediatamente el código de emergencia** en cuanto se sospechen signos de un ictus. Los cuidadores deben alertar inmediatamente al equipo médico de urgencias, utilizando los sistemas de llamada de emergencia disponibles. La rapidez de esta acción es crucial para garantizar que el paciente reciba una evaluación y un tratamiento rápidos.

La evaluación y el tratamiento iniciales consisten en medir las constantes vitales, evaluar el estado neurológico y documentar los síntomas. Los cuidadores deben comprobar la tensión arterial, el pulso, la frecuencia respiratoria y la saturación de oxígeno. También deben utilizar escalas de evaluación neurológica, como la Escala de Cincinnati o la Escala de Los Ángeles, para evaluar el alcance de los déficits neurológicos.

El **acceso rápido a las imágenes cerebrales** es crucial para diferenciar los tipos de ictus. Los cuidadores deben asegurarse de que el paciente sea trasladado rápidamente al servicio de diagnóstico por imagen para que le hagan una tomografía computarizada (TC) o una resonancia magnética (RM). Estas pruebas determinan si el ictus es isquémico (causado por un coágulo) o hemorrágico (causado por la rotura de un vaso sanguíneo), lo que orienta las opciones de tratamiento.

La administración de tratamientos específicos depende del tipo de ictus. En los ictus isquémicos, es esencial la administración rápida de trombolíticos (fármacos anticoagulantes). Los cuidadores deben preparar y administrar estos fármacos bajo la supervisión de médicos, siguiendo protocolos estrictos para minimizar el riesgo de complicaciones. En los accidentes cerebrovasculares hemorrágicos, el tratamiento incluye el control de la tensión arterial, la reducción del edema cerebral y la preparación para una posible intervención quirúrgica.

Tras el tratamiento inicial son necesarias **una vigilancia y un seguimiento intensivos**. El personal de enfermería debe vigilar continuamente las constantes vitales, el estado neurológico y las reacciones al tratamiento. Cualquier deterioro del estado del paciente debe comunicarse inmediatamente al equipo médico. Los cuidados intensivos pueden incluir el manejo de las vías respiratorias, el mantenimiento de la infusión intravenosa y la vigilancia de los signos de aumento de la presión intracraneal.

La **prevención de las complicaciones** es una parte importante del tratamiento posterior a la apoplejía. Los cuidadores deben ayudar al paciente a cambiar de posición con regularidad para prevenir las úlceras por presión, vigilar los signos de infección, en particular las infecciones pulmonares y urinarias, y fomentar los ejercicios de movilización precoz para reducir el riesgo de tromboembolia venosa. La hidratación y la nutrición también deben controlarse cuidadosamente.

El **apoyo emocional y la información** son cruciales para los pacientes y sus familias. Los cuidadores deben proporcionar información clara sobre el estado del paciente, los tratamientos administrados y los pasos siguientes. Ofrecer apoyo emocional, escuchar las preocupaciones y responder a las preguntas puede ayudar a reducir la ansiedad y aumentar la cooperación del paciente y su familia.

La coordinación de la rehabilitación comienza en cuanto se estabiliza al paciente. Los cuidadores deben trabajar con fisioterapeutas, terapeutas ocupacionales y logopedas para elaborar un plan de rehabilitación personalizado. Animar al paciente a participar activamente en la rehabilitación y a seguir los ejercicios prescritos es esencial para mejorar los resultados a largo plazo.

La documentación y la comunicación son aspectos clave del tratamiento del ictus. Los cuidadores deben documentar con precisión todas las intervenciones, observaciones clínicas y respuestas al tratamiento en la historia clínica del paciente. La comunicación continua con el equipo médico garantiza un tratamiento coherente y coordinado, lo que mejora los resultados del paciente.

○ Tratamiento de las convulsiones

El tratamiento de las convulsiones en urgencias es un procedimiento delicado y urgente. Las crisis, ya estén relacionadas con la epilepsia o con otras causas, requieren una intervención rápida y coordinada para garantizar la seguridad del paciente y minimizar el riesgo de complicaciones. Los auxiliares sanitarios desempeñan un papel esencial en la gestión de las crisis epilépticas, prestando una atención inmediata, garantizando una vigilancia continua y ayudando a aplicar los tratamientos adecuados.

El **reconocimiento rápido de los signos de una convulsión** es el primer paso crítico. Los cuidadores deben ser capaces de identificar los signos de una crisis convulsiva, que pueden incluir movimientos musculares incontrolados, contracciones rítmicas de las extremidades, pérdida de conciencia, salivación excesiva, mordedura de lengua y dificultades respiratorias. La observación cuidadosa y la evaluación rápida pueden confirmar la presencia de una convulsión e iniciar las medidas de seguridad necesarias.

Garantizar la seguridad del paciente durante la convulsión es primordial. Los cuidadores deben proteger al paciente de posibles lesiones despejando el entorno inmediato de cualquier objeto peligroso y colocando cojines o mantas bajo la cabeza del paciente. Es importante no restringir los movimientos del paciente ni intentar introducirle un objeto en la boca, lo que podría causarle más lesiones. Los cuidadores deben mantener la calma y observar atentamente la duración y las características de la convulsión.

Es esencial **mantener abiertas las vías respiratorias**. Los cuidadores deben asegurarse de que el paciente pueda respirar libremente colocándolo de lado en posición lateral de seguridad, si es posible. Esta posición ayuda a prevenir la obstrucción de las vías respiratorias por saliva o secreciones y reduce el riesgo de aspiración. Si el paciente muestra signos de dificultad respiratoria, como cianosis o dificultad para respirar, se requiere una intervención inmediata para mantener la oxigenación.

La monitorización continua durante y después de la crisis es crucial para evaluar el estado del paciente y detectar cualquier complicación. Los cuidadores deben controlar las constantes vitales, como la frecuencia respiratoria, la saturación de oxígeno, el pulso y la tensión arterial. También deben prestar mucha atención a la duración de la crisis, ya que las convulsiones prolongadas (más de cinco minutos) o las crisis repetidas sin recuperación de la consciencia entre ellas pueden indicar un estado epiléptico, que requiere intervención médica urgente.

La **administración de fármacos anticonvulsivantes** suele ser necesaria para detener convulsiones prolongadas. Los auxiliares asistenciales deben preparar y administrar los fármacos prescritos, como diazepam, lorazepam o midazolam, de acuerdo con los protocolos establecidos. Estos fármacos pueden administrarse por vía intravenosa, intramuscular o rectal, dependiendo de la situación clínica y del acceso disponible. Es esencial vigilar cuidadosamente los posibles efectos secundarios y la respuesta del paciente.

La **evaluación de las causas subyacentes de** la crisis es un paso clave tras la estabilización inicial. Los cuidadores deben ayudar a recopilar información sobre la historia clínica del paciente, incluyendo cualquier diagnóstico previo de epilepsia, medicación actual y posibles acontecimientos precipitantes, como fiebre, infección, traumatismo craneoencefálico o abuso de sustancias. Esta evaluación ayuda a orientar las investigaciones posteriores y los tratamientos específicos.

La **coordinación de la atención continuada** tras la convulsión es esencial para garantizar el tratamiento completo del paciente. Los cuidadores deben preparar al paciente para pruebas adicionales, como análisis de sangre, imágenes cerebrales (tomografía computarizada o resonancia magnética) y electroencefalograma (EEG), que pueden ayudar a identificar las causas subyacentes de las convulsiones. También deben garantizar una comunicación eficaz con médicos y enfermeras para coordinar las intervenciones y los cuidados de seguimiento.

El **apoyo emocional y la información** a los pacientes y sus familiares son aspectos importantes del tratamiento de las crisis epilépticas. Los cuidadores deben explicar los procedimientos y tratamientos en términos claros y tranquilizadores, responder a las preguntas y ofrecer apoyo emocional para ayudar a reducir la ansiedad. Informar al paciente y a su familia sobre la gestión de las crisis y las medidas de prevención también puede ser beneficioso para evitar que se produzcan en el futuro.

La **documentación y la comunicación precisas** son esenciales para garantizar una atención coherente y continua. Los cuidadores deben documentar en la historia clínica todas las observaciones, intervenciones y respuestas del paciente. Una comunicación clara y concisa con el equipo médico garantiza que se comparta toda la información pertinente, lo que permite una atención coordinada y eficaz.

- **Trauma**
  - Tratamiento del politraumatismo

La gestión de los politraumatismos en los servicios de urgencias es una tarea compleja y exigente que requiere una respuesta rápida, coordinada y eficaz. El politraumatismo consiste en lesiones graves que afectan a varios sistemas corporales, a menudo como consecuencia de traumatismos violentos como accidentes de tráfico, caídas desde grandes alturas o agresiones. Los cuidadores desempeñan un papel crucial en la atención inicial de estos pacientes, garantizando una evaluación rápida, estabilizando las funciones vitales y facilitando las intervenciones médicas necesarias.

La evaluación inicial y el triaje son los primeros pasos fundamentales. Cuando llega un paciente, los auxiliares deben realizar una evaluación rápida para determinar la gravedad de las lesiones y priorizar las intervenciones. El sistema ABCDE (vías respiratorias, circulación, discapacidad, exposición) ayuda a estructurar la evaluación:

1. **Vía aérea**: Comprobar que la vía aérea está despejada y asegurarse de que se mantiene. Los cuidadores deben evaluar y asegurar la vía aérea mediante técnicas como el método de empuje mandibular o la inserción de dispositivos auxiliares como cánulas orofaríngeas.

2. **Respiración**: Evaluar la calidad de la respiración y administrar oxígeno. Los cuidadores deben observar los movimientos torácicos, escuchar los ruidos respiratorios y comprobar la saturación de oxígeno. En caso de dificultad respiratoria, pueden ser necesarias intervenciones como la ventilación asistida o la intubación.

3. **Circulación**: Comprobar las constantes vitales, evaluar la perfusión e identificar hemorragias. Los cuidadores deben controlar la frecuencia cardiaca, la tensión arterial y buscar signos de shock (palidez, sudoración, confusión). Las hemorragias externas deben controlarse con vendajes de presión, torniquetes si es necesario, y deben administrarse líquidos intravenosos para mantener la perfusión.

4. **Discapacidad (déficit neurológico)**: Evaluar el estado neurológico utilizando la Escala de Consciencia de Glasgow (ECG) para medir la consciencia. Los cuidadores deben comprobar la respuesta pupilar y buscar signos de lesión neurológica como asimetría facial o pérdida de sensibilidad. Una puntuación baja en la escala de Glasgow puede indicar un traumatismo craneoencefálico grave que requiere una intervención urgente.

5. **Exposición**: Exponga al paciente para una evaluación completa de las lesiones al tiempo que previene la hipotermia. Los cuidadores deben quitar la ropa al paciente para comprobar si hay lesiones ocultas y utilizar mantas térmicas para mantener la temperatura corporal.

La **estabilización de las funciones vitales** es una prioridad inmediata. Los auxiliares asistenciales deben colaborar estrechamente con médicos y enfermeros para estabilizar al paciente. Esto incluye administrar líquidos intravenosos para tratar el shock hipovolémico, iniciar la ventilación mecánica si es necesario y preparar la cirugía urgente en caso de lesiones potencialmente mortales, como una hemorragia interna.

A menudo es necesario **un diagnóstico por imagen rápido** para evaluar el alcance de las lesiones internas. Los cuidadores deben preparar al paciente para radiografías, tomografías computarizadas o ecografías FAST (evaluación focalizada con ecografía para traumatismos) para identificar fracturas, hemorragias internas y lesiones orgánicas. La coordinación eficaz con el departamento de radiología es esencial para obtener resultados rápidos y precisos.

El **tratamiento de fracturas y lesiones ortopédicas** es otro componente clave. Los cuidadores deben inmovilizar las fracturas con férulas o dispositivos de tracción y aplicar apósitos a las heridas abiertas. Reducir las luxaciones y alinear las fracturas puede requerir sedación e intervención médica inmediata.

Controlar el dolor y la sedación es crucial para la comodidad del paciente y para facilitar las intervenciones médicas. Los cuidadores deben administrar analgésicos según los protocolos, vigilar los efectos secundarios y ajustar las dosis a las necesidades del paciente. La sedación puede ser necesaria en procedimientos invasivos o en pacientes agitados para evitar movimientos bruscos que puedan agravar las lesiones.

La **prevención de complicaciones** es esencial durante toda la atención. Los cuidadores deben vigilar los signos de infección, especialmente en heridas abiertas y fracturas expuestas, y administrar antibióticos profilácticos si se prescriben. También es importante prevenir las úlceras por presión cambiando regularmente al paciente de posición, controlar las vías urinarias para evitar infecciones y vigilar los signos de trombosis venosa profunda (TVP).

El **apoyo emocional y la comunicación** con los pacientes y sus familias son aspectos críticos del tratamiento del politraumatismo. Los cuidadores deben proporcionar información clara y tranquilizadora, responder a las preguntas y ofrecer apoyo psicológico para ayudar a reducir la ansiedad. Informar a la familia sobre el estado del paciente y los pasos siguientes es esencial para mantener la transparencia y la confianza.

La **coordinación de la asistencia interdisciplinar** es necesaria para garantizar una atención integral y continua. Los auxiliares asistenciales deben colaborar estrechamente con cirujanos, anestesistas, especialistas en cuidados intensivos y especialistas en rehabilitación para elaborar y aplicar un plan de cuidados adaptado a las necesidades específicas del paciente. La comunicación fluida entre todos los miembros del equipo es esencial para garantizar una gestión coherente y eficaz del politraumatismo.

- Tratamiento de fracturas y heridas

El tratamiento de fracturas y heridas en los servicios de urgencias es una parte esencial de la atención prestada a los pacientes traumatizados. Los cuidadores desempeñan un papel crucial en la evaluación inicial, el tratamiento y el seguimiento de fracturas y heridas, garantizando que los pacientes reciban la atención adecuada para promover una rápida curación y prevenir complicaciones.

La **evaluación inicial** es el primer paso crítico. Los cuidadores deben evaluar rápidamente el alcance de las lesiones observando los signos de deformidad, hinchazón, dolor y hemorragia. Debe prestarse especial atención al estado neurovascular de las extremidades afectadas, comprobando la sensibilidad, la motricidad y la perfusión sanguínea distal. Es crucial documentar estas observaciones para informar al equipo médico y orientar las intervenciones posteriores.

La inmovilización de las fracturas es una prioridad inmediata para evitar daños mayores en los tejidos blandos, los nervios y los vasos sanguíneos. Los cuidadores deben utilizar férulas, cabestrillos o dispositivos de tracción para estabilizar las fracturas. Deben asegurarse de que la inmovilización sea cómoda y eficaz, manteniendo la alineación anatómica en la medida de lo posible. En caso de fracturas abiertas, deben cubrir la herida con apósitos estériles antes de aplicar la inmovilización para reducir el riesgo de infección.

El tratamiento del dolor es esencial para la comodidad del paciente. Los cuidadores deben administrar analgésicos según protocolos establecidos, vigilando los efectos secundarios y la eficacia del tratamiento. El dolor puede aliviarse con medicación oral, intravenosa o intramuscular, según la intensidad del dolor y el estado general del paciente. La aplicación de hielo también puede ayudar a reducir la inflamación y el dolor iniciales.

El tratamiento de las heridas implica una desinfección cuidadosa y la prevención de infecciones. Los cuidadores deben limpiar las heridas con una solución salina estéril o un antiséptico, eliminando cuidadosamente cualquier resto visible. Las heridas deben examinarse para detectar contaminación profunda o cuerpos extraños, que a veces requieren intervención quirúrgica para el desbridamiento. Una vez limpias, las heridas deben cubrirse con apósitos estériles adecuados para protegerlas de la infección y favorecer la cicatrización.

A menudo se necesitan **suturas y vendajes** para las heridas más grandes. Los auxiliares asistenciales deben preparar el material de sutura y ayudar al médico o al enfermero a cerrar las heridas. Esto puede incluir la preparación de paños estériles, la manipulación de instrumentos y la aplicación de vendajes tras la sutura. En el caso de heridas leves, pueden estar capacitados para aplicar suturas simples o tiras adhesivas para unir los bordes de la herida.

La vigilancia continua es esencial para detectar signos de complicaciones. Los cuidadores deben estar atentos a signos de infección, como enrojecimiento, calor, hinchazón y secreción purulenta, así como a signos de mala perfusión sanguínea o compresión nerviosa, como palidez, entumecimiento o aumento del dolor. Cualquier anomalía debe comunicarse inmediatamente al equipo médico para su evaluación e intervención rápidas.

La **reevaluación y el seguimiento** de las fracturas y heridas son necesarios para garantizar que la curación progresa según lo previsto. Los cuidadores deben programar y facilitar las citas de seguimiento, en las que se pueden tomar radiografías para comprobar la alineación ósea y la formación de callo óseo. También deben educar a los pacientes sobre los signos de complicaciones a los que deben estar atentos y la importancia de seguir las instrucciones de rehabilitación y cuidados domiciliarios.

La educación del paciente es un componente clave del tratamiento. Los cuidadores deben proporcionar instrucciones claras sobre cómo cuidar las heridas y fracturas en casa, incluidos los cambios de apósito, los signos de infección a los que hay que prestar atención y la importancia de mantener la zona afectada limpia y protegida. También deben informar a los pacientes sobre los ejercicios de rehabilitación y las restricciones de movimiento para favorecer una curación óptima.

En fracturas complejas y heridas graves suele ser necesaria **la coordinación de cuidados multidisciplinares**. Los auxiliares asistenciales deben trabajar con cirujanos ortopédicos, especialistas en heridas, fisioterapeutas y terapeutas ocupacionales para elaborar un plan de cuidados completo y personalizado. Una comunicación fluida entre todos los miembros del equipo asistencial garantiza unos cuidados coherentes y optimizados.

Capítulo 5
La comunicación en el servicio de urgencias

- **Comunicación con el paciente**
  ○ Escucha activa y empatía

La escucha activa y la empatía son habilidades fundamentales para los auxiliares sanitarios, sobre todo en los servicios de urgencias, donde los pacientes suelen encontrarse en situaciones angustiosas y vulnerables. Estas habilidades les permiten establecer una relación de confianza con los pacientes, comprender plenamente sus necesidades y preocupaciones y prestar una atención más adecuada y humana.

La escucha activa implica prestar toda la atención a lo que dice el paciente, mostrar un interés genuino y responder adecuadamente. Esto implica varios elementos clave:

1. **Presencia atenta**: El cuidador debe estar plenamente presente, dejando de lado sus propias preocupaciones para concentrarse en el paciente. Esto significa mantener el contacto visual, inclinarse ligeramente hacia el paciente y utilizar señales verbales y no verbales para mostrar que está escuchando atentamente.

2. **Reflexión y aclaración**: El asistente debe reformular lo que dice el paciente para asegurarse de que ha entendido lo que dice. Por ejemplo: "Si he entendido bien, desde esta mañana siente un dolor agudo en la parte baja de la espalda, ¿es correcto?". Esto demuestra al paciente que se le escucha y aclara cualquier malentendido.

3. **Preguntas abiertas**: Utilizar preguntas abiertas anima al paciente a compartir más información. En lugar de hacer preguntas cerradas que requieren respuestas cortas, el cuidador puede preguntar: "¿Puede hablarme más de su dolor?" o "¿Qué es lo que más le preocupa en este momento?".

4. **Silencio atento**: A veces, el silencio es una parte importante de la escucha activa. Permitir que el paciente se tome su tiempo para reflexionar y expresar sus

pensamientos sin interrupciones puede ser muy terapéutico y revelador.

La **empatía** es la capacidad de comprender y compartir los sentimientos de los demás. Es una habilidad crucial que permite a los auxiliares de cuidados ponerse en el lugar del paciente y comprender sus experiencias y emociones. He aquí cómo puede demostrarse la empatía:

1. **Validación de las emociones**: reconocer y aceptar las emociones del paciente sin juzgarlo es esencial. Decir cosas como "Veo que estás muy preocupado, lo cual es comprensible en una situación como esta" ayuda a validar los sentimientos del paciente y a mostrarle que es normal sentirse como se siente.

2. **Afecto y apoyo**: Utilice palabras y gestos reconfortantes para ofrecer apoyo emocional. Por ejemplo, una ligera caricia en el hombro o una expresión facial de simpatía pueden ser muy reconfortantes. Decir "estoy aquí para ayudarte, no dudes en decirme lo que necesitas" refuerza este apoyo.

3. **Evitar juicios y consejos prematuros**: en lugar de juzgar o dar consejos inmediatamente, el asistente sanitario debe primero comprender plenamente la situación del paciente. Escuchar y preguntar antes de responder ayuda a dar consejos más pertinentes y adecuados.

4. **Compartir momentos personales**: A veces, compartir una experiencia personal relevante (sin distraer al paciente) puede ayudar a establecer una conexión y demostrar que el cuidador comprende realmente cómo se siente el paciente.

El impacto de la escucha activa y la empatía en la calidad de la asistencia es significativo. Cuando los pacientes se sienten escuchados y comprendidos, disminuye su ansiedad y aumenta su confianza en los cuidadores. Esto puede mejorar su cooperación con el tratamiento y su adherencia a las recomendaciones médicas. Además, una buena comunicación reduce los malentendidos, lo que permite prestar una atención más precisa y eficaz.

La **formación y la práctica de** estas habilidades son esenciales para los auxiliares de cuidados. Participar en talleres de comunicación, juegos de rol y sesiones de reflexión sobre experiencias puede ayudar a desarrollar y perfeccionar estas habilidades. La práctica regular en un entorno de apoyo, con comentarios constructivos de colegas y supervisores, refuerza estas habilidades y las integra en la práctica diaria.

- Adaptación a diferentes perfiles de pacientes

Adaptarse a los distintos perfiles de pacientes es una habilidad crucial para los auxiliares sanitarios, sobre todo en un entorno dinámico y variado como los servicios de urgencias. Cada paciente trae consigo un conjunto único de necesidades, experiencias, culturas y condiciones médicas. Para prestar una atención eficaz y empática, los asistentes deben ser capaces de reconocer estas diferencias y adaptarse a ellas, adoptando un enfoque personalizado para cada individuo.

La **comprensión de los distintos perfiles de pacientes** empieza por una evaluación cuidadosa. Los cuidadores deben estar atentos a los signos y la información que puedan indicar necesidades específicas. Esto incluye no sólo los síntomas médicos, sino también aspectos como la edad, los antecedentes médicos, las barreras lingüísticas, las diferencias culturales y el contexto psicosocial del paciente. Por ejemplo, un adulto joven con una lesión deportiva requerirá un enfoque diferente al de una persona mayor con problemas de movilidad y enfermedades crónicas.

Los niños y adolescentes representan un grupo de pacientes que requieren un enfoque especial. El personal de enfermería debe ser amable y paciente, utilizar un lenguaje adecuado a la edad y explicar los procedimientos de forma tranquilizadora. Los padres o tutores deben participar en la medida de lo posible para ofrecer apoyo emocional y ayudar a calmar la ansiedad de los pacientes jóvenes. El uso de técnicas de distracción, como juguetes o juegos, puede ayudar a que la experiencia sea menos estresante para los niños.

Las personas mayores suelen presentar retos únicos, como problemas de movilidad, deterioro cognitivo y afecciones médicas complejas. Los cuidadores deben adoptar un enfoque respetuoso y atento, dedicando tiempo a comunicarse con claridad y repetidamente si es necesario. Es crucial asegurarse de que los pacientes entienden la información médica y las instrucciones de cuidados. Los cuidadores también deben estar atentos a los signos de desnutrición, deshidratación y depresión, frecuentes en los ancianos.

Los pacientes con necesidades especiales o discapacidades también requieren una atención especial. Los cuidadores deben estar capacitados para utilizar técnicas de comunicación alternativas, como el lenguaje de signos, tableros de comunicación o aplicaciones de traducción para quienes tienen dificultades para comunicarse verbalmente. Es importante respetar al máximo la autonomía de los pacientes, fomentando su participación activa en los cuidados y adaptando los procedimientos a sus capacidades y preferencias.

Los pacientes con enfermedades mentales pueden presentar problemas específicos de comportamiento y comunicación. Los cuidadores deben estar formados para reconocer los signos de angustia psicológica e intervenir de forma calmada y tranquilizadora. Crear un entorno seguro y estable es esencial para estos pacientes. También es importante colaborar estrechamente con los profesionales de la salud mental para elaborar planes de atención que incorporen enfoques terapéuticos adecuados.

Los pacientes de diversos orígenes culturales y étnicos aportan una rica diversidad a la asistencia sanitaria, pero también pueden tener necesidades específicas relacionadas con sus creencias y prácticas culturales. Los cuidadores deben ser culturalmente competentes, esforzándose por comprender y respetar las prácticas y creencias culturales de los pacientes. Esto puede incluir preferencias dietéticas, rituales religiosos y percepciones específicas de la enfermedad y el tratamiento. El uso de servicios de interpretación y recursos educativos culturales puede mejorar la comunicación y aumentar la confianza del paciente en el sistema sanitario.

Los pacientes en situaciones socioeconómicas vulnerables pueden enfrentarse a barreras adicionales para acceder a la atención. Los cuidadores deben ser sensibles a los retos que plantean la inestabilidad de la vivienda, la inseguridad alimentaria y el acceso limitado a los recursos médicos. Facilitar información sobre los recursos disponibles, como programas de asistencia social y clínicas gratuitas, puede ayudar a paliar algunas de estas dificultades. También es crucial tratar a estos pacientes con dignidad y respeto, evitando cualquier estigmatización o discriminación.

Los pacientes al final de la vida requieren un enfoque compasivo y respetuoso. Los cuidadores deben ofrecer apoyo emocional no sólo al paciente, sino también a la familia, facilitando la comunicación y respetando los deseos y preferencias al final de la vida. Garantizar el confort y la dignidad del paciente es prioritario, lo que puede incluir el tratamiento del dolor, la prevención de síntomas molestos y el apoyo psicológico.

La **flexibilidad y la adaptabilidad** son cualidades esenciales para los auxiliares asistenciales a la hora de tratar con la diversidad de perfiles de pacientes. Deben ser capaces de ajustar rápidamente sus planteamientos y técnicas para satisfacer las necesidades individuales, manteniendo al mismo tiempo un alto nivel de atención y profesionalidad. Esta adaptabilidad requiere formación continua, reflexión sobre las prácticas y una mentalidad abierta para aprender y evolucionar constantemente.

- **Comunicación con el equipo médico**
  ◦ Transmisión de información y comentarios

La transmisión de información y observaciones es un aspecto crucial del trabajo de un auxiliar sanitario, sobre todo en un entorno dinámico como un servicio de urgencias. Una comunicación eficaz y precisa garantiza que todos los miembros del equipo sanitario dispongan de la información necesaria para prestar una asistencia coherente, segura y de alta calidad. La transmisión de información implica habilidades de comunicación oral y escrita, así como atención a los detalles y precisión.

No hay que subestimar **la importancia de la precisión y la claridad**. Los cuidadores deben asegurarse de que toda la información transmitida sea exacta y completa. Esto incluye las constantes vitales, los síntomas observados, las intervenciones realizadas, las respuestas al tratamiento y los cambios en el estado del paciente. Una documentación precisa y completa permite a otros profesionales sanitarios tomar decisiones con conocimiento de causa y supervisar la evolución del paciente de forma continuada.

A menudo se requiere **una comunicación oral eficaz** durante los cambios de turno o las intervenciones de emergencia. Los cuidadores deben ser capaces de transmitir información crítica con rapidez y claridad. Utilizar una estructura estandarizada, como el método SBAR (Situación, Antecedentes, Evaluación, Recomendación), puede ayudar a organizar la información de forma lógica y coherente:

- **Situación (Situation)** : Describa brevemente la situación actual del paciente. Por ejemplo: "El paciente tiene dolor torácico agudo desde hace 20 minutos".
- **Antecedentes**: Proporcione información contextual relevante. Por ejemplo: "El paciente tiene antecedentes de cardiopatía coronaria y diabetes".
- **Evaluación** : Compartir observaciones y datos clínicos. Por ejemplo: "La tensión arterial es de 140/90, el pulso de 110 y la saturación de oxígeno del 92%".

- **Recomendación**: Sugiere los siguientes pasos o intervenciones necesarios. Por ejemplo: "Se recomienda realizar un electrocardiograma y administrar oxígeno".

La comunicación escrita, sobre todo a través de la documentación en las historias clínicas, es igual de importante. Los auxiliares sanitarios deben registrar toda la información pertinente de forma detallada y legible. Esto incluye los procedimientos realizados, los medicamentos administrados, las respuestas al tratamiento y cualquier otra observación clínica significativa. La documentación debe realizarse en tiempo real o lo antes posible después de las intervenciones para garantizar que la información es reciente y precisa.

El **uso de herramientas tecnológicas** puede mejorar enormemente la transmisión de información. Los sistemas de historia clínica electrónica (HCE) permiten actualizar la información de los pacientes en tiempo real y hacerla accesible al instante a todos los miembros del equipo asistencial. Los auxiliares sanitarios deben recibir formación para utilizar estos sistemas con el fin de introducir los datos de forma eficaz y segura, respetando al mismo tiempo los protocolos de confidencialidad y seguridad de la información.

Las reuniones de traspaso entre equipos son momentos clave para transmitir información. Durante estas reuniones, los auxiliares asistenciales deben presentar un resumen claro y conciso del estado de cada paciente, las intervenciones recientes y los puntos de atención para el siguiente equipo. Estas reuniones brindan la oportunidad de formular preguntas, aclarar información y garantizar una transición fluida de la asistencia.

No hay que olvidar **la importancia de la escucha activa** a la hora de transmitir información. Los auxiliares de cuidados no sólo deben comunicar sus observaciones, sino también estar atentos a las preguntas y preocupaciones de sus colegas. La escucha activa ayuda a garantizar que toda la información transmitida se entiende perfectamente y que los cuidados pueden continuar de forma coherente.

La gestión de la información sensible y confidencial también es crucial. Los asistentes sanitarios deben respetar estrictamente las normas de confidencialidad y garantizar que la información sensible sólo se comparte con las personas autorizadas. Utilizar medios seguros para transmitir la información, como sistemas seguros de mensajería interna, es esencial para proteger la intimidad del paciente.

La **coordinación interdisciplinar** suele ser necesaria para pacientes con enfermedades complejas. Los auxiliares asistenciales tienen que trabajar con distintos especialistas, como médicos, enfermeros, fisioterapeutas y trabajadores sociales, para garantizar una atención holística y coordinada. La transmisión eficaz de información entre estas disciplinas ayuda a evitar duplicidades, reducir el riesgo de errores y garantizar que se tengan en cuenta todos los aspectos de la atención al paciente.

La **evaluación y la mejora continua** de las prácticas de transmisión de información son importantes para mantener un alto nivel de atención. Los cuidadores deben participar en revisiones del rendimiento y formación continua para mejorar sus habilidades de comunicación. La retroalimentación y las auditorías de calidad pueden ayudar a identificar áreas de mejora e implantar las mejores prácticas.

- Trabajar en un equipo multidisciplinar

El trabajo en equipo multidisciplinar es un componente esencial de la atención de urgencias. En este entorno dinámico y a menudo estresante, la colaboración eficaz entre los distintos profesionales sanitarios es crucial para garantizar una atención integral y coordinada al paciente. Las enfermeras desempeñan un papel fundamental en este equipo, garantizando la continuidad de los cuidados, facilitando la comunicación y apoyando las intervenciones médicas y paramédicas.

La **coordinación de los cuidados** es un aspecto clave del trabajo en equipo multidisciplinar. Los auxiliares asistenciales colaboran estrechamente con médicos, enfermeras, fisioterapeutas, trabajadores sociales y otros especialistas para elaborar y aplicar planes asistenciales adaptados a las necesidades específicas de cada paciente. Esta coordinación requiere una comunicación clara y constante para garantizar que todos los miembros del equipo estén al tanto de las intervenciones en curso, las respuestas de los pacientes y los ajustes necesarios de los tratamientos.

La **comunicación eficaz** está en el centro de la colaboración interdisciplinar. Los auxiliares asistenciales deben ser capaces de transmitir la información pertinente con rapidez y precisión a los demás miembros del equipo. El uso de herramientas de comunicación estructuradas, como el método SBAR (Situación, Antecedentes, Evaluación, Recomendación), ayuda a organizar la información de forma concisa y comprensible. Las reuniones de relevo, en las que los equipos se turnan, son momentos cruciales para compartir información detallada sobre el estado de los pacientes y las intervenciones realizadas.

Respetar las competencias y funciones de cada uno es fundamental para un trabajo en equipo armonioso. Cada miembro del equipo aporta una experiencia única y complementaria. Los auxiliares de cuidados deben reconocer y valorar las competencias específicas de sus colegas, al tiempo que son conscientes de sus propias limitaciones y piden ayuda cuando es necesario. Este reconocimiento mutuo fomenta un entorno de trabajo positivo y colaborativo.

La **flexibilidad y la adaptabilidad** son cualidades esenciales en un equipo multidisciplinar. Las situaciones de emergencia pueden cambiar rápidamente y exigir ajustes inmediatos de los planes de cuidados. Los auxiliares asistenciales deben estar preparados para cambiar sus prioridades y reaccionar con rapidez ante nueva información o cambios en el estado de los pacientes. Esta flexibilidad les permite adaptarse eficazmente a las necesidades cambiantes de los pacientes y a las exigencias del entorno asistencial.

El **apoyo y la ayuda mutuos** son aspectos importantes del trabajo en equipo. En un contexto en el que el estrés y la carga de trabajo pueden ser elevados, el apoyo de los compañeros es crucial para mantener la motivación y el bienestar del personal. Los auxiliares asistenciales deben estar dispuestos a ofrecer ayuda y pedir apoyo a cambio, creando una red de solidaridad dentro del equipo. Esto puede incluir ayudar en tareas clínicas, compartir consejos prácticos o simplemente ofrecer un oído comprensivo en momentos de estrés.

La integración de las familias y los pacientes en el equipo asistencial es también un aspecto importante del trabajo en equipo multidisciplinar. Los auxiliares asistenciales desempeñan un papel clave a la hora de facilitar la comunicación entre los pacientes, sus familias y los profesionales sanitarios. Informar a las familias sobre los planes asistenciales, responder a sus preguntas y hacerles partícipes de las decisiones sobre el cuidado de sus seres queridos contribuye a mejorar la calidad de la asistencia y a aumentar la confianza y la satisfacción de los pacientes.

La **formación continua y el desarrollo profesional** son esenciales para mantener un alto nivel de competencia en el trabajo en equipo multidisciplinar. Los auxiliares asistenciales deben participar periódicamente en cursos de formación sobre nuevas prácticas y tecnologías, así como en talleres para desarrollar habilidades de comunicación y colaboración. Los simulacros y los ejercicios de casos prácticos son especialmente útiles para reforzar las habilidades de trabajo en equipo y preparar a los asistentes para gestionar situaciones complejas e impredecibles.

Evaluar y mejorar las prácticas de trabajo en equipo es crucial para garantizar una atención óptima. Los auxiliares asistenciales deben participar en auditorías de calidad y reuniones informativas para debatir casos complejos, éxitos y retos. Estos debates ayudan a identificar áreas de mejora y a poner en marcha estrategias para optimizar la colaboración y la atención al paciente.

- **Comunicación con las familias**
  ◦ Anuncio y explicación de la situación

Anunciar y explicar la situación a los pacientes y sus familiares es un aspecto esencial de la atención de urgencias. Este delicado proceso requiere habilidades de comunicación, empatía y una gran sensibilidad. Los enfermeros, que suelen estar en primera línea de esta interacción, desempeñan un papel crucial a la hora de transmitir la información de forma clara, tranquilizadora y comprensible.

Preparar el anuncio es el primer paso para garantizar que la información sea bien recibida. Los cuidadores deben asegurarse de que disponen de toda la información necesaria sobre el estado del paciente antes de empezar. Esto incluye conocer los diagnósticos, los tratamientos actuales, las intervenciones previstas y la posible evolución. La preparación mental también es importante: recuerde estar tranquilo, ser empático y paciente.

Es esencial **elegir el momento y el lugar adecuados** para hacer el anuncio. Lo mejor es encontrar un lugar tranquilo y privado, alejado del ruido y las distracciones del servicio de urgencias, donde la conversación pueda desarrollarse sin interrupciones. Asegurarse de que la familia y los amigos del paciente estén presentes, si es posible, refuerza el apoyo emocional y garantiza que todos reciban la misma información.

Empezar con una introducción clara prepara el terreno para el resto de la conversación. Los cuidadores deben presentarse y explicar su función, y a continuación hacer un breve resumen de lo que se va a hablar. Por ejemplo: "Soy [nombre], el cuidador a cargo de [nombre del paciente]. Me gustaría hablar con usted sobre su estado actual y los próximos pasos del tratamiento".

Es fundamental **utilizar un lenguaje sencillo y comprensible**. Los términos médicos y la jerga técnica pueden confundir y asustar a los pacientes y sus familias. Los cuidadores deben esforzarse por hablar en términos sencillos, explicando los conceptos médicos de forma clara y accesible. Por ejemplo, en lugar de decir "Su familiar tiene fibrilación auricular", podríamos decir "El corazón de su familiar late de forma irregular".

Es fundamental **ser honesto y transparente** sin dejar de ser empático. Es importante no restar importancia a la gravedad de la situación, pero tampoco causar un pánico innecesario. Explicar la situación con hechos, procurando tranquilizar y responder a las preguntas, ayuda a establecer una relación de confianza. Por ejemplo: "Su familiar ha sufrido un infarto. Le hemos dado un tratamiento inicial para estabilizar su estado y ahora vamos a vigilarle de cerca para ver cómo reacciona."

Fomentar las preguntas y dar respuestas claras ayuda a disipar miedos y malentendidos. Los auxiliares sanitarios deben invitar a los pacientes y a sus familiares a hacer preguntas y tomarse el tiempo necesario para responderlas plenamente. Por ejemplo: "¿Tiene alguna pregunta sobre lo que acabo de explicarle? ¿Hay algo que quiera que le aclare?".

Utilizar ayudas visuales puede ser muy útil. Los esquemas, diagramas o folletos pueden ayudar a ilustrar puntos complejos y hacer más accesible la información. Los auxiliares asistenciales pueden utilizar estas herramientas para mostrar, por ejemplo, dónde se encuentra una lesión o cómo funciona un tratamiento.

Proporcionar apoyo emocional es tan importante como facilitar información objetiva. Los cuidadores deben estar atentos a los signos de malestar emocional y ofrecer el apoyo adecuado. Esto puede incluir un contacto físico tranquilizador, como poner una mano en el hombro, o simplemente ofrecer palabras de consuelo. Por ejemplo: "Entiendo que ésta es una situación muy difícil. Estamos aquí para ayudarle y hacer todo lo que podamos por el bien de su familiar".

Para mantener la confianza y la cooperación es fundamental **controlar los progresos** y seguir comunicándose con regularidad. Los cuidadores deben proporcionar actualizaciones periódicas sobre el estado del paciente y los siguientes pasos del tratamiento.

Esta comunicación continua permite a las familias sentirse implicadas e informadas, lo que reduce su ansiedad.

Documentar la comunicación es un paso importante para garantizar que toda la información se ha transmitido y comprendido. Los auxiliares asistenciales deben registrar los puntos clave de la conversación en la historia clínica del paciente, incluidas las preguntas formuladas y las respuestas dadas. Esto garantiza la continuidad de la atención y que todos los miembros del equipo médico estén al tanto de los intercambios.

- Apoyo y orientación psicológicos

El apoyo y la orientación psicológicos en los servicios de urgencias son elementos esenciales para garantizar el bienestar emocional de los pacientes y sus familias. Los auxiliares sanitarios desempeñan un papel fundamental en este proceso, ofreciendo una escucha empática, ánimos tranquilizadores e intervenciones adecuadas para ayudar a las personas a afrontar el estrés y las situaciones de crisis.

La **escucha activa y la empatía** son las bases del apoyo psicológico. Los asistentes sanitarios deben estar presentes y atentos a las necesidades emocionales de los pacientes, permitiéndoles expresarse libremente sobre sus miedos, preocupaciones y experiencias. Esta escucha atenta implica hacer preguntas abiertas, reformular lo que dice el paciente para demostrar que se le entiende y validar sus emociones sin juzgarle. Por ejemplo, decir "entiendo que esta situación es muy estresante para usted" puede ayudar a calmar al paciente y establecer un clima de confianza.

Reconocer los signos de angustia emocional es crucial para intervenir adecuadamente. Los cuidadores deben estar formados para detectar signos de estrés, ansiedad, depresión y pánico. Estos signos pueden incluir llanto, agitación, cambios en los patrones de sueño o alimentación y comportamiento de retraimiento. La identificación de estos signos permite a los cuidadores actuar con rapidez para proporcionar el apoyo necesario.

Ofrecer apoyo verbal tranquilizador es una técnica clave para calmar a los pacientes. Los cuidadores deben utilizar palabras y frases tranquilizadoras para ayudar a los pacientes a sentirse seguros y apoyados. Frases como "No está solo, estamos aquí para ayudarle" o "Hacemos todo lo que podemos para cuidar de usted" pueden tener un efecto tranquilizador y reconfortante. Es importante adaptar el lenguaje a la edad y comprensión del paciente, utilizando términos sencillos y accesibles.

Crear un entorno relajante también ayuda a reducir el estrés del paciente. Los auxiliares sanitarios pueden ayudar a crear un espacio tranquilo limitando el ruido, proporcionando mantas o cojines para mayor comodidad y asegurándose de que las luces no sean demasiado brillantes. Gestos sencillos como ajustar la posición de la cama para mejorar la comodidad del paciente o proporcionarle un vaso de agua también pueden marcar una gran diferencia.

La presencia física y el tacto tranquilizador pueden reconfortar considerablemente. A veces, un contacto físico ligero y apropiado, como poner una mano en el hombro del paciente, puede transmitir una sensación de apoyo y seguridad. Es esencial respetar los límites personales y culturales de cada paciente respecto al contacto físico, pidiendo siempre permiso antes de tocar a alguien.

Implicar a los familiares en el proceso de asistencia suele ser beneficioso para el paciente. Los cuidadores deben fomentar la presencia de los familiares e incluirlos en las discusiones sobre los cuidados. Los familiares pueden ofrecer apoyo emocional adicional y ayudar a tranquilizar al paciente. Por ejemplo, permitir que un familiar se quede con el paciente durante los procedimientos médicos puede reducir su ansiedad.

Facilitar información clara y precisa ayuda a reducir la incertidumbre y la ansiedad de los pacientes y sus familias. Los asistentes sanitarios deben explicar los procedimientos, diagnósticos y planes de tratamiento de forma comprensible, respondiendo a todas las preguntas de forma honesta y directa. Una buena comunicación ayuda a tranquilizar a los pacientes y a darles una sensación de control sobre su situación.

El **uso de técnicas de relajación** también puede ser beneficioso para los pacientes angustiados. Los cuidadores pueden guiar a los pacientes mediante ejercicios de respiración profunda, meditación o relajación muscular progresiva. Estas técnicas ayudan a reducir los niveles de estrés y calmar la mente.

El **acceso a recursos de apoyo profesional** es crucial para los pacientes que necesitan una ayuda psicológica más profunda. Los asistentes sanitarios deben poder remitir a los pacientes a los psicólogos, trabajadores sociales u orientadores disponibles en el hospital. Estos profesionales pueden proporcionar un apoyo más especializado e intervenciones terapéuticas adaptadas a las necesidades específicas del paciente.

El **seguimiento continuo** es una parte esencial del apoyo psicológico. Los cuidadores deben supervisar el estado emocional de los pacientes y ofrecerles apoyo continuo durante su estancia en urgencias. Esto puede incluir comprobaciones regulares para asegurarse de que el paciente se siente bien y para abordar cualquier nueva preocupación que pueda surgir. Esto puede incluir comprobaciones periódicas para asegurarse de que el paciente se siente bien y para abordar cualquier nueva preocupación que pueda surgir.

La **formación y el desarrollo profesional** en apoyo psicológico son esenciales para los asistentes sociales. Participar en cursos de formación continua sobre técnicas de comunicación, gestión del estrés y empatía permite a los asistentes mejorar sus competencias y mantenerse al día de las mejores prácticas en materia de apoyo psicológico.

Capítulo 6
Protocolos y Procedimientos

- **Protocolos asistenciales**
  - Seguimiento de protocolos para distintos tipos de atención

Seguir protocolos para los distintos tipos de cuidados es una parte esencial de la práctica de los auxiliares de urgencias. Los protocolos garantizan que la asistencia se preste de forma coherente, segura y eficaz, basándose en las mejores prácticas y en las pruebas científicas disponibles. Abarcan una amplia gama de situaciones clínicas, desde la gestión de emergencias potencialmente mortales hasta la gestión de cuidados rutinarios, y son esenciales para mantener la calidad y la seguridad de la asistencia.

La importancia de los protocolos radica en su capacidad para estandarizar los cuidados, minimizando así las variaciones y los posibles errores. Los auxiliares sanitarios deben comprender y dominar estos protocolos para cada tipo de atención que prestan. Esto incluye la formación inicial, la revisión periódica de los procedimientos y la actualización continua de los conocimientos para garantizar que las prácticas se ajustan a las normas más recientes.

La **gestión de las emergencias potencialmente mortales** es una de las áreas en las que los protocolos son más cruciales. Por ejemplo, en la gestión de una parada cardiaca, los auxiliares asistenciales deben seguir rigurosamente los protocolos de reanimación cardiopulmonar (RCP). Esto incluye el inicio inmediato de las compresiones torácicas, el uso adecuado del desfibrilador externo automático (DEA) y la administración de medicación según las directrices establecidas. Los protocolos también definen las funciones y responsabilidades de cada miembro del equipo, garantizando una coordinación eficaz y una respuesta rápida.

La **gestión de los politraumatismos** también exige un estricto cumplimiento de los protocolos. Los cuidadores deben utilizar el sistema ABCDE (Airway, Breathing, Circulation, Disability, Exposure) para evaluar y estabilizar a los pacientes. Cada etapa de este protocolo está diseñada para identificar y tratar los problemas vitales por orden de prioridad, garantizando que las intervenciones más urgentes se lleven a cabo en primer lugar. Por ejemplo, garantizar la permeabilidad de las vías respiratorias antes de pasar al tratamiento del flujo sanguíneo.

Los **cuidados de fracturas y heridas** implican protocolos específicos para cada tipo de lesión. En el caso de las fracturas, los protocolos pueden incluir la inmovilización inmediata con férulas o cabestrillos, la administración de analgésicos y la evaluación de posibles complicaciones, como lesiones nerviosas o vasculares. En el caso de las heridas, las medidas incluyen la limpieza antiséptica, la evaluación de la profundidad y extensión de la herida, el cierre mediante sutura si es necesario y la aplicación de apósitos estériles.

La gestión de las infecciones es otro ámbito en el que los protocolos son esenciales. Los asistentes sanitarios deben seguir procedimientos rigurosos para evitar la transmisión de infecciones, como el lavado de manos, el uso de equipos de protección individual (EPI) y la gestión adecuada de los residuos médicos. Si se sospecha una infección, los protocolos pueden incluir la toma de muestras para análisis, la administración de antibióticos según las recomendaciones y la vigilancia de los signos de sepsis.

El apoyo psicológico y el tratamiento del dolor también requieren protocolos claros. Los cuidadores deben estar capacitados para utilizar herramientas de evaluación del dolor para medir la intensidad del dolor en los pacientes y administrar analgésicos de forma segura y eficaz. Los protocolos de apoyo psicológico pueden incluir técnicas de comunicación empática, estrategias de gestión del estrés y la implicación de las familias en el proceso asistencial.

El **seguimiento de los cuidados postoperatorios** y la rehabilitación es otro aspecto clave. Los auxiliares asistenciales deben seguir protocolos para detectar signos de complicaciones postoperatorias, como infecciones de heridas o trombosis venosa profunda, y ayudar a los pacientes en su rehabilitación. Esto puede incluir ejercicios de movilización precoz, tratamiento del dolor postoperatorio y control de las constantes vitales.

La documentación y la comunicación son elementos esenciales de todos los protocolos asistenciales. Los auxiliares asistenciales deben registrar todas las intervenciones y observaciones de forma precisa y completa en la historia clínica del paciente. La comunicación eficaz con otros miembros del equipo asistencial también es crucial para garantizar la continuidad y la coherencia de los cuidados. Esto incluye el traspaso de responsabilidades en los cambios de servicio y las reuniones de coordinación.

La **formación continua y la evaluación de la práctica** son necesarias para garantizar que los asistentes sigan siendo competentes y estén al día de los últimos protocolos. Participar regularmente en cursos de formación, simulaciones de casos y auditorías prácticas ayuda a identificar las áreas de mejora y a reforzar las competencias. Los comentarios y debates sobre casos complejos ayudan a perfeccionar los protocolos y mejorar la calidad de la asistencia.

- La importancia del rigor y la precisión

La minuciosidad y la precisión son cualidades fundamentales para los asistentes sanitarios, sobre todo en el exigente contexto de la atención de urgencias. Estas cualidades garantizan que la atención prestada sea eficaz, segura y adaptada a las necesidades específicas de cada paciente. El rigor y la precisión no se limitan a la aplicación de técnicas médicas, sino que se extienden también a la comunicación, la documentación y la gestión de todos los aspectos de la asistencia.

El **rigor en la práctica clínica** es esencial para garantizar una asistencia de calidad. Los auxiliares asistenciales deben seguir protocolos y procedimientos normalizados para cada tipo de asistencia, ya sea reanimación cardiopulmonar, tratamiento de fracturas o administración de medicamentos. Este rigor minimiza el riesgo de error y garantiza que cada paciente reciba un tratamiento acorde con las mejores prácticas médicas. Por ejemplo, al tomar las constantes vitales, los auxiliares deben ser meticulosos y seguir un método normalizado para garantizar mediciones exactas y fiables.

La precisión es crucial **para** evitar errores y complicaciones. Cada procedimiento técnico debe realizarse con cuidado, teniendo en cuenta las características específicas del paciente. Cuando se administran medicamentos, la precisión en la dosis, la vía y el momento de administración es esencial para garantizar la eficacia del tratamiento y evitar efectos secundarios indeseables. Por ejemplo, un error en la dosis de un medicamento potencialmente peligroso puede tener graves consecuencias para el paciente.

La **comunicación precisa y clara** entre los miembros del equipo asistencial es esencial para garantizar la continuidad de la asistencia. Los auxiliares asistenciales deben transmitir información completa y precisa durante los cambios de servicio, las reuniones de coordinación y las consultas con otros profesionales sanitarios. El uso de herramientas de comunicación estructuradas, como el método SBAR (Situación, Antecedentes, Evaluación, Recomendación), garantiza que toda la información relevante se comparta de forma coherente y comprensible.

La **documentación rigurosa y exhaustiva** es un aspecto crucial de la asistencia sanitaria. Cada intervención, observación y respuesta del paciente debe registrarse detalladamente en la historia clínica. Esta documentación permite seguir la evolución del paciente, coordinar las intervenciones y garantizar la trazabilidad de la asistencia prestada. Una documentación precisa también es esencial por motivos legales y para garantizar la calidad de la asistencia en las auditorías de resultados.

No se puede subestimar **la importancia del rigor y la precisión en la gestión de los equipos médicos**. Los auxiliares asistenciales deben asegurarse de que todos los equipos utilizados estén correctamente calibrados, esterilizados y funcionen correctamente. La comprobación periódica y rigurosa de los equipos médicos reduce el riesgo de fallos técnicos que podrían comprometer la seguridad del paciente. Por ejemplo, asegurarse de que el desfibrilador funciona correctamente y de que las baterías están cargadas puede marcar la diferencia en una emergencia potencialmente mortal.

La **formación continua y la autoevaluación** desempeñan un papel fundamental para mantener el rigor y la precisión. Los auxiliares asistenciales deben participar en cursos de formación periódicos para mantenerse al día de las nuevas prácticas y los avances tecnológicos. La autoevaluación y la reflexión sobre la práctica ayudan a identificar áreas de mejora y a desarrollar estrategias para mantener altos niveles de calidad y seguridad. Participar en simulaciones de casos y ejercicios prácticos también ayuda a reforzar estas competencias.

La importancia del rigor y la precisión en la interacción con los pacientes también es crucial. Los auxiliares sanitarios deben escuchar atentamente las preocupaciones de los pacientes, responder a sus preguntas con claridad y precisión y hacerles partícipes de las decisiones sobre su atención. Una comunicación precisa contribuye a reforzar la confianza de los pacientes y a mejorar su cooperación con el tratamiento.

El rigor y la precisión en la gestión de emergencias son especialmente importantes. En situaciones críticas, cada segundo cuenta y el más mínimo error puede tener graves consecuencias. Los auxiliares asistenciales deben ser capaces de mantener un alto nivel de precisión y rigor incluso bajo presión, siguiendo los protocolos de emergencia y permaneciendo concentrados en la tarea que tienen entre manos. Por ejemplo, cuando se atiende a un paciente politraumatizado, es crucial seguir sistemáticamente el protocolo ABCDE para evaluar y tratar los problemas vitales por orden de prioridad.

El impacto del rigor y la precisión en la calidad de la asistencia es significativo. Siguiendo prácticas rigurosas y precisas, los asistentes sanitarios contribuyen a reducir los errores médicos, mejorar los resultados de los pacientes y garantizar un alto nivel de seguridad en la asistencia. Estas cualidades también contribuyen a mantener la confianza de pacientes y familiares en el sistema sanitario, al garantizarles que la atención prestada es fiable y de alta calidad.

- **Procedimientos de emergencia**
  ◦ Aplicación de procedimientos para situaciones críticas

Aplicar procedimientos en situaciones críticas es una habilidad esencial para los auxiliares sanitarios, sobre todo en los entornos de urgencias, donde la rapidez, la precisión y la coordinación son fundamentales para salvar vidas. Las situaciones críticas pueden incluir paradas cardiacas, politraumatismos, convulsiones graves o reacciones alérgicas agudas. Para cada tipo de situación existen protocolos específicos que los auxiliares sanitarios deben dominar y aplicar rigurosamente.

La **identificación rápida de la situación crítica** es el primer paso. Los cuidadores deben estar atentos y ser capaces de reconocer los primeros signos de deterioro clínico. Por ejemplo, en caso de parada cardiaca, los signos incluyen la pérdida súbita de conciencia, la ausencia de pulso y la parada respiratoria. La capacidad de identificar rápidamente estos signos permite poner en marcha de inmediato los protocolos de emergencia adecuados.

La **activación del código de emergencia** es un paso crucial. En cuanto se identifica la situación crítica, los auxiliares asistenciales deben activar el código de emergencia para movilizar al equipo de reanimación. Para ello deben utilizar los sistemas de llamada de emergencia del hospital, como interfonos o teléfonos de emergencia, y comunicar claramente la naturaleza de la emergencia y la ubicación exacta. Esta comunicación rápida garantiza que el equipo médico llegue al lugar lo antes posible.

Los primeros auxilios son esenciales para estabilizar al paciente hasta que llegue el equipo de reanimación. Los cuidadores deben iniciar inmediatamente la reanimación cardiopulmonar (RCP) en caso de parada cardiaca, siguiendo los protocolos establecidos para las compresiones torácicas y la ventilación. Si se dispone de un desfibrilador externo automático (DEA), debe utilizarse sin demora para analizar el ritmo cardiaco y administrar una descarga si es necesario.

El manejo de la vía aérea es prioritario en muchas situaciones críticas. Los cuidadores deben asegurarse de que la vía aérea es permeable mediante técnicas como la tracción mandibular o la elevación de la cabeza hacia atrás. Puede ser necesario el uso de dispositivos de soporte de la vía aérea, como cánulas orofaríngeas o nasofaríngeas. En caso de dificultad respiratoria grave, puede ser esencial la ventilación manual con una bolsa de autollenado.

El control de las hemorragias es crucial en situaciones de politraumatismo. Los cuidadores deben aplicar vendajes de presión, torniquetes o dispositivos de hemostasia para controlar las hemorragias externas. También es importante vigilar los signos de shock hipovolémico, como taquicardia, hipotensión y palidez, y prepararse para la administración de líquidos intravenosos para mantener la perfusión sanguínea.

La **evaluación y el seguimiento continuos** son esenciales para adaptar las intervenciones a medida que evoluciona el estado del paciente. Los auxiliares de cuidados deben controlar constantemente las constantes vitales, como la frecuencia cardiaca, la tensión arterial, la saturación de oxígeno y la frecuencia respiratoria. Esta monitorización permite detectar rápidamente cualquier deterioro y ajustar los cuidados en consecuencia.

La **comunicación y la coordinación con el equipo médico** son fundamentales para garantizar una atención coherente y eficaz. Los auxiliares asistenciales deben transmitir la información pertinente de forma clara y rápida a médicos, enfermeras y otros profesionales sanitarios. El uso de herramientas de comunicación estructuradas, como el método SBAR (Situación, Antecedentes, Evaluación, Recomendación), ayuda a organizar la información de forma lógica y a garantizar que no se omita nada importante.

La documentación precisa de todas las intervenciones y observaciones es crucial para garantizar la trazabilidad de la asistencia y permitir que los equipos posteriores comprendan lo que se ha hecho. Los auxiliares asistenciales deben registrar en la historia clínica los detalles de las maniobras de reanimación, los medicamentos administrados, las respuestas del paciente y cualquier otra información pertinente.

La **formación continua y las simulaciones de casos prácticos** son esenciales para mantener un alto nivel de competencia en la gestión de situaciones críticas. Los auxiliares asistenciales deben participar regularmente en sesiones de formación, ejercicios de simulación y sesiones informativas para reforzar sus competencias y prepararse para las emergencias. Los simulacros les permiten practicar protocolos en un entorno controlado, recibir comentarios constructivos y mejorar la coordinación del equipo.

El apoyo emocional a los pacientes y sus familias también es importante en la gestión de situaciones críticas. Los cuidadores deben ser capaces de ofrecer apoyo empático, explicar la situación de forma clara y tranquilizadora, e implicar a las familias en las decisiones sobre los cuidados cuando proceda. La capacidad de ofrecer apoyo emocional puede ayudar a aliviar la ansiedad y aumentar la confianza de los pacientes y sus familias.

- Simulación y formación regular

La simulación y la formación periódica son elementos esenciales para desarrollar y mantener las competencias de los asistentes sanitarios, especialmente en un entorno tan exigente como la atención de urgencias. Estas prácticas ayudan a perfeccionar las técnicas, mejoran la coordinación del equipo y refuerzan la capacidad de gestionar situaciones complejas e inesperadas con eficacia y confianza.

La importancia de la simulación radica en su capacidad para proporcionar un entorno controlado en el que los asistentes sanitarios puedan practicar y perfeccionar sus habilidades sin poner en riesgo la seguridad del paciente. Los escenarios de simulación reproducen situaciones clínicas realistas, desde paradas cardiacas y politraumatismos hasta el tratamiento de convulsiones y reacciones alérgicas graves. Al formarse en un entorno simulado, los auxiliares sanitarios pueden aprender de sus errores, recibir información inmediata y ajustar sus técnicas para mejorar la calidad de la asistencia.

La realización de simulaciones eficaces requiere una planificación cuidadosa y el uso de tecnologías avanzadas. Los maniquíes de alta fidelidad, el software de simulación y los entornos de realidad virtual pueden utilizarse para crear escenarios realistas que pueden modificarse en tiempo real para introducir nuevas variables y retos. Estas herramientas proporcionan una experiencia inmersiva que ayuda a los asistentes sanitarios a desarrollar habilidades técnicas y no técnicas, como la toma de decisiones bajo presión, la comunicación en equipo y la gestión del estrés.

Los beneficios de la simulación incluyen la mejora de la competencia técnica, la familiarización con los equipos médicos y la capacidad de aplicar los protocolos con precisión y coherencia. Por ejemplo, los simulacros de reanimación cardiopulmonar permiten al personal sanitario practicar las compresiones torácicas y el uso de un desfibrilador externo automático (DEA) hasta dominar por completo estas técnicas vitales. Además, los simulacros permiten explorar situaciones poco frecuentes pero críticas, preparando a los auxiliares sanitarios para reaccionar con rapidez y eficacia cuando se produzcan en el mundo real.

El entrenamiento regular también es crucial para mantener y mejorar las habilidades adquiridas. La repetición y la práctica continua crean memoria muscular y confianza, que son esenciales para reaccionar adecuadamente en situaciones de gran presión. Los cuidadores deben participar en sesiones de formación programadas, que incluyen ejercicios de simulación, talleres prácticos y formación teórica. Este ciclo de aprendizaje continuo garantiza el mantenimiento de un alto nivel de preparación y competencia clínica.

La **colaboración interdisciplinar** es otra de las principales ventajas de la simulación y la formación periódica. Los auxiliares asistenciales pueden practicar junto a médicos, enfermeros y otros profesionales sanitarios, lo que refuerza la comunicación y la coordinación del equipo. Las simulaciones en equipo ayudan a comprender las funciones y responsabilidades de cada uno, mejoran los procesos de trabajo y desarrollan la cohesión, lo que se traduce en una mejor atención al paciente.

Las sesiones informativas tras los simulacros son una parte esencial del proceso de aprendizaje. Estas sesiones permiten a los participantes reflexionar sobre su actuación, comentar errores y aciertos y recibir comentarios constructivos de instructores y compañeros. Las sesiones informativas fomentan una cultura de mejora continua, animando a los cuidadores a reconocer sus puntos fuertes y a identificar las áreas en las que pueden mejorar.

También es crucial incorporar **nuevas prácticas y tecnologías** a las sesiones de simulación y formación. Los avances de la medicina y la tecnología médica evolucionan con rapidez, y los asistentes deben estar al día de las últimas técnicas y equipos. Por ejemplo, la formación en el uso de dispositivos de ultrasonidos en el punto de atención o sistemas avanzados de monitorización puede incorporarse a los escenarios de simulación para familiarizar a los cuidadores con estas herramientas.

La evaluación de las competencias es un aspecto importante de la simulación y la formación periódica. Los cuidadores deben ser evaluados objetivamente para garantizar que poseen las habilidades necesarias para prestar una atención de alta calidad.

Las evaluaciones pueden incluir exámenes prácticos, pruebas de conocimientos y observaciones directas durante las simulaciones. Los resultados de estas evaluaciones se utilizan para determinar las necesidades de formación adicional y adaptar los programas de desarrollo profesional.

La **documentación y el seguimiento de los progresos de** los auxiliares asistenciales también son esenciales para que un programa de formación sea eficaz. Llevar un registro detallado de las sesiones de formación, las evaluaciones y los progresos individuales permite a los responsables planificar mejor las necesidades de formación y garantizar que todos los miembros del equipo alcancen y mantengan un alto nivel de competencia clínica.

Capítulo 7
Ética y Ética en Urgencias

- **Principios éticos fundamentales**
  ◦ Respeto de la dignidad del paciente

El respeto de la dignidad del paciente es un principio fundamental de la asistencia sanitaria, sobre todo en los servicios de urgencias, donde los pacientes suelen encontrarse en situaciones de extrema vulnerabilidad. Los auxiliares sanitarios desempeñan un papel crucial en la protección y promoción de la dignidad del paciente adoptando comportamientos basados en el respeto, la empatía y la compasión. Este enfoque contribuye no sólo a mejorar la experiencia del paciente, sino también a su recuperación y bienestar general.

La **escucha activa y la empatía** son fundamentales para respetar la dignidad de los pacientes. Los auxiliares asistenciales deben estar presentes y atentos a las necesidades y preocupaciones de los pacientes, dedicando tiempo a escuchar sin interrumpir. Esto significa mostrar un interés genuino por sus sentimientos, temores y expectativas. Reformulando las palabras del paciente para garantizar su comprensión y validando sus emociones, los cuidadores pueden crear un entorno de confianza y respeto mutuo.

La **confidencialidad y la discreción** son esenciales para preservar la dignidad de los pacientes. Los auxiliares sanitarios deben garantizar que la información médica y personal de los pacientes esté protegida y sólo se comparta con los miembros del equipo sanitario que la necesiten para su atención. Esto incluye hablar en voz baja cuando se hable de información delicada y utilizar biombos o cortinas para garantizar la intimidad durante los exámenes o procedimientos. Respetar la confidencialidad ayuda a reforzar la confianza de los pacientes en el sistema sanitario y a proteger su dignidad.

Siempre que sea posible, debe fomentarse la **autonomía y la participación** del paciente. Los cuidadores deben implicar a los pacientes en las decisiones sobre su atención, proporcionándoles información clara y comprensible sobre su enfermedad, las opciones de tratamiento y los riesgos y beneficios asociados. Animar a los pacientes a hacer preguntas y expresar sus preferencias ayuda a respetar su autonomía y les permite opinar sobre su propia salud. Por ejemplo, preguntar al paciente cómo prefiere recibir los cuidados o darle a elegir entre distintas opciones de tratamiento puede ayudar a preservar su dignidad.

Tener en cuenta las preferencias culturales y personales también es crucial para respetar la dignidad de los pacientes. Los cuidadores deben ser sensibles a las creencias, prácticas culturales y valores de los pacientes, y adaptar sus cuidados en consecuencia. Esto puede incluir consideraciones como las preferencias alimentarias, los rituales religiosos o las prácticas de comunicación. Por ejemplo, respetar las preferencias alimentarias de un paciente basadas en sus creencias religiosas o garantizar que pueda observar sus rituales religiosos contribuye a honrar su dignidad e identidad cultural.

El respeto de la intimidad física es otra dimensión importante de la dignidad. Los asistentes sanitarios deben asegurarse de que los pacientes estén cubiertos en la medida de lo posible durante las exploraciones y procedimientos, y explicar cada paso antes de llevarlo a cabo para evitar sorpresas o molestias. Pedir permiso antes de tocar a un paciente y garantizar el consentimiento informado es esencial. Estas prácticas demuestran que el asistente sanitario respeta el cuerpo y el espacio personal del paciente.

Una comunicación clara y respetuosa es esencial para mantener la dignidad del paciente. Los cuidadores deben utilizar un lenguaje sencillo y evitar la jerga médica siempre que sea posible. Hablar al paciente con cortesía y respeto, utilizar su nombre y mantener el contacto visual demuestran que se trata a cada paciente como un individuo único y valioso. Además, responder a las preguntas de los pacientes con paciencia y claridad ayuda a reducir su ansiedad y a que se sientan respetados y atendidos.

Controlar el dolor y el confort es crucial para respetar la dignidad de los pacientes. Los cuidadores deben estar atentos a los signos de dolor y angustia y actuar con rapidez para aliviarlos. Esto puede incluir administrar analgésicos, ajustar la posición del paciente para que esté cómodo y utilizar técnicas de relajación. Un paciente que se siente físicamente cómodo tiene más probabilidades de sentirse respetado y digno.

El apoyo emocional es también un aspecto esencial del respeto a la dignidad. Los cuidadores deben ofrecer apoyo emocional estando presentes, escuchando activamente y mostrando empatía. Gestos sencillos como coger la mano del paciente, ofrecer palabras de consuelo y mostrar compasión pueden mejorar mucho la experiencia asistencial. Reconocer el malestar emocional del paciente y ofrecerle el apoyo adecuado ayuda a preservar su dignidad.

No hay que subestimar **la importancia de la formación continua** de los asistentes sanitarios. La participación periódica en cursos de formación sobre habilidades de comunicación, tratamiento del dolor, sensibilidad cultural y atención centrada en el paciente permite a los asistentes sanitarios mantenerse al día de las mejores prácticas y reforzar su capacidad de respetar la dignidad de los pacientes. La reflexión personal y la retroalimentación también son importantes para desarrollar una práctica asistencial cada vez más respetuosa y humana.

- Confidencialidad y privacidad

La confidencialidad y el respeto de la intimidad del paciente son principios fundamentales de la asistencia sanitaria, sobre todo en los servicios de urgencias, donde los pacientes suelen encontrarse en situaciones vulnerables. Los auxiliares sanitarios desempeñan un papel crucial en la protección de estos derechos, garantizando que la información personal y médica de los pacientes se trate con el máximo cuidado y discreción.

El respeto de la confidencialidad empieza por reconocer la importancia de la privacidad del paciente. Los cuidadores deben entender que todo paciente tiene derecho a controlar quién tiene acceso a su información personal y médica. Esto incluye no sólo datos escritos y electrónicos, sino también conversaciones y observaciones clínicas. Respetar la confidencialidad significa compartir esta información sólo con los profesionales sanitarios directamente implicados en la atención del paciente y sólo en la medida necesaria para garantizar una atención adecuada.

El **acceso seguro a la información médica** es un componente esencial de la confidencialidad. Los asistentes sanitarios deben utilizar sistemas informáticos seguros para acceder a los historiales médicos de los pacientes y asegurarse de que nunca se compartan sus datos de acceso. También deben asegurarse de que las pantallas de los ordenadores no sean visibles para personas no autorizadas y de que los archivos en papel se guarden en lugares seguros. El uso de contraseñas seguras y el cumplimiento de los protocolos de seguridad informática ayudan a proteger la información sensible.

La **discreción en las conversaciones** es crucial para mantener la confidencialidad del paciente. El personal asistencial debe ser consciente de su entorno cuando hable de los casos de los pacientes. Las conversaciones sobre los pacientes nunca deben tener lugar en espacios públicos o al alcance del oído de otros pacientes, visitantes o personal no implicado en la asistencia. Cuando sea necesario mantener conversaciones confidenciales, éstas deben tener lugar en zonas privadas y seguras.

El uso de cortinas y biombos para proteger la intimidad física de los pacientes es una práctica común pero esencial. Durante las exploraciones o los procedimientos, los auxiliares sanitarios deben utilizar siempre cortinas o biombos para proteger al paciente de miradas indiscretas. Esto no solo ayuda a proteger la dignidad del paciente, sino que también respeta su necesidad de intimidad. También es importante llamar a la puerta o pedir permiso antes de entrar en la habitación de un paciente.

El **consentimiento informado** es otro aspecto fundamental de la intimidad. Los asistentes sanitarios deben asegurarse de que los pacientes entienden claramente los procedimientos y tratamientos propuestos, así como las razones por las que su información personal puede compartirse con otros profesionales sanitarios. Obtener el consentimiento informado significa que el paciente ha sido informado de forma comprensible y ha tenido la oportunidad de hacer preguntas. Esta práctica respeta la autonomía del paciente y su derecho a tomar decisiones informadas sobre su propia salud.

La gestión de las historias clínicas también debe llevarse a cabo con el máximo cuidado. Los asistentes sanitarios deben garantizar que los historiales médicos sean completos, precisos y accesibles únicamente a las personas autorizadas. Cuando se transmita información a otros profesionales sanitarios, es esencial garantizar que los documentos se envían de forma segura, por ejemplo utilizando sistemas de transferencia de datos encriptados o servicios de correo seguro para los documentos en papel.

Las conversaciones con las familias requieren un enfoque delicado para respetar la confidencialidad. Los cuidadores deben obtener el consentimiento del paciente antes de compartir información médica con sus familiares. Incluso cuando sea apropiado compartir información, es importante hacerlo con respeto y discreción, asegurándose de que las conversaciones tengan lugar en espacios privados y de que sólo se comparta la información necesaria.

La **formación continua y la concienciación sobre la confidencialidad** son cruciales para mantener un alto nivel de calidad. Los asistentes sanitarios deben asistir periódicamente a sesiones de formación sobre confidencialidad y protección de datos, para mantenerse al día de la legislación, la normativa y las mejores prácticas vigentes. Los debates sobre casos prácticos y los estudios de situaciones ayudan a reforzar la comprensión y la aplicación de los principios de confidencialidad en diversos contextos clínicos.

La gestión de las violaciones de la confidencialidad debe tomarse muy en serio. Los cuidadores deben conocer los procedimientos que deben seguirse en caso de violación de la confidencialidad, incluida la forma de notificar el incidente y los pasos que deben darse para remediar la situación. Responder rápida y adecuadamente a las violaciones ayuda a minimizar los daños y a restablecer la confianza de los pacientes.

La empatía y el respeto en todas las interacciones refuerzan la percepción de los pacientes de que se respeta su intimidad. Los cuidadores deben tratar siempre a los pacientes con dignidad y respeto, estando atentos a sus necesidades y preocupaciones. Esto incluye no sólo los aspectos médicos, sino también el reconocimiento de la importancia de la intimidad y la confidencialidad en la recuperación y el bienestar general de los pacientes.

- **Dilemas éticos en urgencias**
  - Toma de decisiones en situaciones críticas

La toma de decisiones en situaciones críticas es un momento decisivo para los asistentes sanitarios, sobre todo en emergencias, donde la rapidez, la precisión y la capacidad de actuar bajo presión son esenciales para salvar vidas. Estas decisiones requieren una combinación de conocimientos profundos, experiencia práctica y capacidad de comunicación. Los auxiliares deben ser capaces de evaluar rápidamente las situaciones, priorizar las intervenciones y coordinarse eficazmente con el equipo médico.

La **evaluación rápida y precisa de** la situación es el primer paso crucial. Los auxiliares sanitarios deben utilizar su capacidad de observación para identificar las constantes vitales críticas, los síntomas preocupantes y los cambios bruscos en el estado del paciente. Por ejemplo, en caso de parada cardiaca, deben reconocer inmediatamente la ausencia de pulso y de respiración para iniciar la reanimación cardiopulmonar (RCP). La capacidad de realizar esta evaluación con rapidez y precisión es esencial para tomar decisiones informadas e inmediatas.

La **aplicación de protocolos de emergencia** normalizados es esencial para garantizar intervenciones coherentes y eficaces. Los cuidadores deben estar bien formados en protocolos de emergencia, como los de parada cardiaca, politraumatismos o reacciones alérgicas graves. Estos protocolos proporcionan directrices claras sobre los pasos que hay que dar, las prioridades que hay que establecer y las intervenciones que hay que llevar a cabo. Por ejemplo, en caso de shock anafiláctico, la administración inmediata de epinefrina es crucial y los auxiliares asistenciales deben seguir los protocolos de vigilancia y tratamiento de los síntomas.

La **comunicación eficaz y rápida** con el equipo médico es esencial. En situaciones críticas, los auxiliares de cuidados deben ser capaces de transmitir información importante con rapidez y claridad a médicos, enfermeros y otros miembros del equipo. El uso de técnicas de comunicación estructuradas, como el método SBAR (Situación, Antecedentes, Evaluación, Recomendación), ayuda a organizar la información de forma concisa y a garantizar que todos entienden la situación y las medidas que deben tomarse.

La **toma de decisiones en equipo** suele ser necesaria en situaciones críticas. Los cuidadores deben colaborar estrechamente con otros miembros del equipo para evaluar las opciones disponibles, debatir las posibles intervenciones y decidir cuál es la mejor forma de actuar. Este enfoque colaborativo permite aprovechar los conocimientos y la experiencia de cada miembro del equipo, lo que mejora la calidad de las decisiones tomadas. Por ejemplo, cuando se trata a un paciente con politraumatismo, cada miembro del equipo puede aportar sus conocimientos específicos para estabilizar al paciente en su conjunto.

Gestionar el estrés y mantener la calma bajo presión son habilidades esenciales para los auxiliares de cuidados en situaciones críticas. Deben ser capaces de mantener la calma y la concentración, incluso cuando la situación es caótica y estresante. Esto implica dominar técnicas de gestión del estrés, como la respiración profunda y la visualización positiva, y mantener una actitud profesional en cualquier circunstancia. La capacidad de gestionar eficazmente el estrés permite tomar decisiones más racionales y coordinar las intervenciones con mayor eficacia.

La flexibilidad y la adaptabilidad son cruciales en situaciones críticas en las que las condiciones pueden cambiar rápidamente. Los cuidadores deben estar preparados para ajustar sus planes a medida que cambie el estado del paciente y se disponga de nueva información. Esto puede incluir la reevaluación de las prioridades, la modificación de las intervenciones actuales o la aplicación de nuevas estrategias de tratamiento. Por ejemplo, si un paciente en parada cardiaca no responde a la reanimación cardiopulmonar inicial, los auxiliares sanitarios deben estar preparados para utilizar técnicas de reanimación avanzadas o coordinar un traslado rápido a una unidad de cuidados intensivos.

La documentación rigurosa de las intervenciones y las decisiones adoptadas es esencial para garantizar la continuidad de los cuidados y la trazabilidad de las acciones. Los auxiliares asistenciales deben registrar en la historia clínica todas las observaciones, intervenciones realizadas, medicación administrada y respuestas del paciente. Esta documentación proporciona un historial completo y preciso de los cuidados prestados, facilitando la comunicación con otros miembros del equipo médico y la toma de decisiones en el futuro.

La formación continua y las simulaciones de casos son cruciales para reforzar la capacidad de toma de decisiones en situaciones críticas. La participación regular en sesiones de formación, ejercicios de simulación y sesiones informativas tras intervenciones reales permite a los asistentes sanitarios desarrollar sus habilidades, mejorar su práctica y mantenerse al día de los últimos avances médicos. Las simulaciones proporcionan un entorno controlado para practicar y perfeccionar las técnicas de toma de decisiones, lo que aumenta la confianza y la competencia de los cuidadores.

La **evaluación y la mejora continuas de la práctica** son esenciales para mantener altos niveles de calidad y seguridad. Los cuidadores deben participar en auditorías de rendimiento, reuniones de revisión de casos y sesiones de retroalimentación para identificar los puntos fuertes y las áreas susceptibles de mejora. Este enfoque sistemático de la mejora continua permite desarrollar estrategias para optimizar la toma de decisiones y mejorar la calidad de los cuidados prestados.

- Gestión de conflictos de intereses

La gestión de los conflictos de intereses es un componente crucial de la ética profesional en el entorno médico, especialmente en el caso de los asistentes sanitarios, que suelen estar en el centro de la relación paciente-cuidador. Un conflicto de intereses surge cuando los intereses personales, económicos o profesionales podrían influir, o parecer que influyen, en la toma de decisiones y el comportamiento de los cuidadores, comprometiendo así la calidad de la asistencia y la confianza de los pacientes.

Reconocer los conflictos de intereses es un primer paso esencial. Los cuidadores deben recibir formación para identificar situaciones en las que sus intereses personales o los de sus seres queridos puedan entrar en conflicto con sus responsabilidades profesionales. Esto incluye situaciones en las que podrían beneficiarse económica o personalmente de decisiones clínicas, interacciones con proveedores de equipos médicos o la recomendación de servicios específicos. Por ejemplo, recomendar un tratamiento o producto médico de una empresa con la que tienen vínculos personales o financieros representa un conflicto de intereses.

Mantener la transparencia es crucial para gestionar los conflictos de intereses. Los asistentes sanitarios deben revelar cualquier interés personal, financiero o profesional que pueda influir en sus juicios o acciones. Esto puede hacerse mediante declaraciones escritas u orales a sus superiores jerárquicos o a los comités de ética del centro. Una declaración sincera permite evaluar el alcance del conflicto y determinar las medidas adecuadas para gestionarlo. Por ejemplo, un asistente sanitario que tenga intereses financieros en una empresa de productos sanitarios debe informar a su empleador para evitar cualquier apariencia de favoritismo.

Evitar las situaciones conflictivas en la medida de lo posible es un enfoque proactivo. Los cuidadores deben abstenerse de participar en decisiones o acciones en las que tengan un posible conflicto de intereses. Esto puede incluir delegar ciertas responsabilidades en colegas, buscar asesoramiento externo o rechazar regalos o beneficios de proveedores de productos médicos. Por ejemplo, un asistente sanitario no debe participar en la compra de suministros médicos si tiene una relación personal o financiera con el proveedor.

La **adopción de políticas institucionales** claras sobre la gestión de los conflictos de intereses ayuda a establecer directrices para todos los miembros del personal. Las organizaciones sanitarias deben tener políticas específicas que definan qué es un conflicto de intereses, cómo debe declararse y qué medidas deben tomarse para gestionarlo. Estas políticas deben revisarse periódicamente y comunicarse a todo el personal para garantizar una comprensión y un cumplimiento coherentes.

También es crucial **fomentar una cultura de integridad y ética** dentro del equipo asistencial. Hay que animar a los cuidadores a hablar abiertamente de los posibles conflictos de intereses y apoyar un entorno en el que se valoren la transparencia y la ética. Las reuniones periódicas del equipo y la formación en ética profesional pueden ayudar a reforzar esta cultura. Por ejemplo, debatir situaciones hipotéticas de conflicto de intereses durante las sesiones de formación puede preparar a los cuidadores para abordar estas situaciones adecuadamente cuando surjan.

La **supervisión y la evaluación periódicas de** las prácticas permiten detectar y gestionar los conflictos de intereses de forma permanente. Los supervisores deben estar atentos y preparados para intervenir cuando se sospeche un conflicto de intereses. Las auditorías periódicas y las revisiones del rendimiento también pueden ayudar a detectar posibles conflictos y garantizar que se toman las medidas adecuadas para gestionarlos.

Es esencial **proporcionar apoyo y recursos** para gestionar los conflictos de intereses. Los cuidadores deben tener acceso a recursos, como asesores éticos o comités de ética, que les ayuden a desenvolverse en situaciones complejas. Proporcionar formación continua y material educativo sobre la gestión de conflictos de intereses ayuda a mantener un alto nivel de competencia y vigilancia.

No hay que subestimar **el impacto de los conflictos de intereses en la calidad de la asistencia**. Un conflicto de intereses mal gestionado puede minar la confianza de los pacientes, comprometer la calidad de la asistencia y dañar la reputación de la organización sanitaria. Adoptando prácticas rigurosas para identificar, revelar y gestionar los conflictos de intereses, los asistentes sanitarios pueden proteger la integridad de su profesión y garantizar una asistencia de alta calidad.

La **formación continua y el desarrollo profesional** en la gestión de conflictos de intereses son necesarios para reforzar las competencias de los asistentes sanitarios. Asistir a talleres, seminarios y cursos sobre ética profesional y gestión de conflictos de intereses ayuda a mantenerse al día de las mejores prácticas y las nuevas normativas. Esta formación también ayuda a desarrollar habilidades para la resolución de problemas y la toma de decisiones éticas.

- **Legislación vigente**
  - Derechos de los pacientes

El respeto de los derechos de los pacientes es la piedra angular de una asistencia sanitaria humana y de alta calidad. Los auxiliares sanitarios, que están en primera línea de interacción con los pacientes, tienen un papel crucial que desempeñar en la protección y promoción de estos derechos. Estos derechos incluyen el derecho a la información, la confidencialidad, la autonomía, la atención respetuosa y no discriminatoria, y la participación en las decisiones relativas a su propia salud.

El derecho a la información es fundamental para que los pacientes puedan tomar decisiones informadas sobre su salud. Los cuidadores deben proporcionar información clara, completa y comprensible sobre los diagnósticos, las opciones de tratamiento y los riesgos y beneficios asociados. Esto incluye utilizar un lenguaje sencillo, evitar la jerga médica y comprobar que el paciente ha entendido la información facilitada. Por ejemplo, explicar cómo funciona un medicamento, sus posibles efectos secundarios y cómo debe tomarse puede ayudar a los pacientes a gestionar mejor su tratamiento y seguir las recomendaciones médicas.

El derecho a la confidencialidad protege la información personal y médica de los pacientes. Los cuidadores deben garantizar que toda la información compartida por el paciente sea confidencial y sólo se revele a los miembros del equipo asistencial directamente implicados en la atención. Esto incluye prácticas como hablar en voz baja, utilizar pantallas para proteger los historiales médicos y asegurarse de que las conversaciones sobre los pacientes se mantienen en privado. Proteger la confidencialidad ayuda a establecer un clima de confianza entre el paciente y el equipo asistencial.

El derecho a la autonomía permite a los pacientes participar activamente en las decisiones relativas a su salud. Los cuidadores deben respetar las elecciones y preferencias de los pacientes, incluso cuando difieran de las recomendaciones médicas. Esto significa proporcionar información sobre todas las opciones disponibles, explicar las posibles consecuencias de cada elección y apoyar las decisiones del paciente. Por ejemplo, un paciente puede optar por rechazar un determinado tratamiento debido a sus creencias personales o a su preocupación por los efectos secundarios. Es importante respetar esta decisión y trabajar con el paciente para encontrar alternativas que satisfagan sus necesidades y valores.

El derecho a una atención respetuosa y no discriminatoria es esencial para garantizar la equidad y el humanismo en la asistencia sanitaria. Los asistentes sanitarios deben tratar a todos los pacientes con dignidad, respeto y cortesía, independientemente de su origen étnico, sexo, orientación sexual, religión o situación socioeconómica. Esto incluye escuchar activamente, reconocer las necesidades y preferencias individuales y responder a las preocupaciones de los pacientes con empatía. Por ejemplo, respetar las preferencias dietéticas de un paciente en función de sus creencias religiosas o garantizar que un paciente LGBTQ+ se sienta seguro y respetado en el entorno asistencial.

El derecho a la participación en la asistencia significa que los pacientes deben participar en el proceso de toma de decisiones y planificación de la asistencia. Los cuidadores deben animar a los pacientes a expresar sus opiniones, hacer preguntas y participar activamente en los debates sobre su tratamiento. Esto refuerza la colaboración y la asociación entre el paciente y el equipo asistencial, y contribuye a una atención más personalizada y adaptada. Por ejemplo, implicar a los pacientes en el desarrollo de su plan de rehabilitación postoperatoria puede mejorar su adherencia al programa y favorecer una recuperación más rápida.

El derecho a la seguridad garantiza que los pacientes reciban atención en un entorno seguro, sin riesgo de sufrir daños. Los cuidadores deben seguir protocolos estrictos para evitar errores médicos, infecciones y accidentes. Esto incluye prácticas como el lavado de manos, el uso de equipos de protección personal y la comprobación de identidades y recetas antes de administrar la medicación. La seguridad del paciente es una prioridad absoluta y debe integrarse en todos los aspectos de la asistencia.

El derecho a la continuidad asistencial garantiza que los pacientes reciban una atención coherente y coordinada a lo largo de todo el proceso asistencial. Los auxiliares asistenciales deben velar por que las transiciones entre los distintos servicios asistenciales se desarrollen sin problemas, comunicándose eficazmente con los demás miembros del equipo asistencial y facilitando toda la información necesaria. Esto ayuda a evitar interrupciones de la asistencia, duplicación de esfuerzos y falta de comunicación. Por ejemplo, cuando se traslada a un paciente de una unidad de urgencias a una unidad de cuidados especializados, es crucial transmitir toda la información pertinente sobre el estado del paciente, los tratamientos administrados y los planes de cuidados futuros.

El derecho de acceso a una asistencia de calidad significa que los pacientes deben poder acceder a una atención sanitaria adecuada, eficaz y basada en las mejores prácticas. Los asistentes sanitarios deben ayudar a garantizar que todos los pacientes, independientemente de su situación económica, tengan acceso a los servicios sanitarios que necesitan. Esto puede incluir remitir a los pacientes a recursos comunitarios, ayudarles a navegar por el sistema sanitario y defender los derechos de los pacientes a recibir una atención de calidad. Por ejemplo, ayudando a un paciente a obtener cobertura de seguro o a acceder a programas de asistencia financiera para tratamientos médicos.

El **derecho a ser tratado con dignidad y respeto** es la esencia del enfoque centrado en el paciente. Los cuidadores deben recordar siempre que cada paciente es un individuo con sus propios valores, creencias y experiencias. Al tratar a cada paciente con el máximo respeto, reconocer su dignidad inherente y esforzarse por satisfacer sus necesidades de forma holística, los cuidadores contribuyen a crear un entorno asistencial en el que los pacientes se sienten valorados y respetados.

- Responsabilidades jurídicas de los asistentes sanitarios

Los auxiliares sanitarios desempeñan un papel esencial en la prestación de asistencia sanitaria, y su práctica se rige por un conjunto de estrictas responsabilidades legales. Estas responsabilidades están diseñadas para proteger la seguridad y los derechos de los pacientes, garantizar la calidad de la asistencia y mantener la confianza del público en el sistema sanitario. Comprender y cumplir estas obligaciones legales es crucial para los auxiliares sanitarios, ya que cualquier infracción puede acarrear graves consecuencias para los pacientes y sanciones para los profesionales.

El **cumplimiento de las leyes y los reglamentos** es la base de las responsabilidades legales de los asistentes sanitarios. Deben cumplir las leyes locales, nacionales e internacionales que rigen la práctica de la asistencia sanitaria. Esto incluye la normativa específica de su función, como las cualificaciones requeridas, las normas de práctica y las limitaciones de su ámbito de actuación. Por ejemplo, los asistentes sanitarios no deben realizar procedimientos médicos reservados a enfermeros o médicos, a menos que hayan recibido formación específica y la debida autorización.

Proteger la confidencialidad del paciente es una obligación legal fundamental. Los asistentes sanitarios deben garantizar que toda la información relativa a la salud de los pacientes se trate de forma confidencial y se comparta únicamente con los miembros autorizados del equipo sanitario. Esto incluye la gestión de historiales médicos, la comunicación de información sanitaria y la discusión de casos de pacientes. Cualquier violación de la confidencialidad puede dar lugar a acciones legales y sanciones profesionales.

El deber de asistencia es una responsabilidad esencial que implica que los auxiliares asistenciales deben prestar asistencia de acuerdo con las normas profesionales y las expectativas legales. Esto significa que deben actuar con habilidad, cuidado y atención en el desempeño de sus funciones. En caso de negligencia, cuando los cuidados prestados no se ajustan a las normas exigidas, los auxiliares de cuidados pueden ser considerados legalmente responsables de los daños causados a los pacientes.

Por ejemplo, administrar incorrectamente la medicación o no vigilar a un paciente de riesgo puede dar lugar a una demanda por negligencia.

La **documentación precisa y completa** de los cuidados prestados es otra responsabilidad legal importante. Los auxiliares asistenciales deben registrar todas las intervenciones, observaciones clínicas y comunicaciones pertinentes en la historia clínica del paciente. Esta documentación debe ser clara, precisa y oportuna. Desempeña un papel crucial en la continuidad de la asistencia, la comunicación dentro del equipo sanitario y la protección jurídica de los asistentes sanitarios en caso de litigio.

La obligación de notificar las sospechas de malos tratos, negligencia o cualquier otra vulneración de los derechos del paciente es una responsabilidad jurídica crucial. Los cuidadores deben conocer los procedimientos de notificación adecuados y seguirlos sin demora. Esto incluye comunicarse con las autoridades competentes y colaborar con los servicios de protección para garantizar la seguridad y el bienestar de los pacientes vulnerables. Por ejemplo, si un cuidador sospecha que un paciente anciano está siendo maltratado, debe informar inmediatamente de esta sospecha a las autoridades competentes.

También existe la obligación legal **de ofrecer formación continua** y mantener actualizadas las competencias. Los auxiliares asistenciales deben participar periódicamente en actividades de formación profesional continua para mantenerse al día de las nuevas prácticas, tecnologías y normativas. Esto incluye también la autoevaluación de sus competencias y la participación en programas de formación complementaria cuando sea necesario. El incumplimiento de esta obligación puede dar lugar a un deterioro de la calidad de la asistencia y a sanciones legales.

Respetar los derechos de los pacientes es otra de las principales responsabilidades legales. Los cuidadores deben actuar siempre en interés del paciente, respetando su autonomía, dignidad y derecho a recibir una atención de calidad. Esto incluye obtener el consentimiento informado para la atención y el tratamiento, explicar los procedimientos y responder a las preguntas de los pacientes. Cualquier violación de los derechos de los pacientes puede dar lugar a acciones judiciales por mala conducta profesional.

La integridad y la honradez son valores fundamentales en el ejercicio de las responsabilidades legales de los asistentes sanitarios. Deben actuar siempre con transparencia y honestidad, evitando comportamientos fraudulentos o engañosos. Por ejemplo, falsificar historiales médicos u ocultar errores en la atención no solo no es ético, sino que es ilegal y se castiga con penas severas.

La **gestión de los conflictos de intereses** es también una importante responsabilidad legal. Los cuidadores deben evitar cualquier situación en la que sus intereses personales puedan interferir con sus obligaciones profesionales. Esto incluye revelar cualquier posible conflicto de intereses y tomar medidas para gestionarlos adecuadamente. Por ejemplo, no deben aceptar regalos o beneficios de proveedores de productos médicos que puedan influir en sus decisiones clínicas.

Capítulo 8
Desarrollo profesional y personal

- **Formación continua y especialización**
  - Oportunidades de formación y certificación

Las oportunidades de formación y certificación desempeñan un papel crucial en el desarrollo profesional de los auxiliares de cuidados. Estas oportunidades les permiten no sólo adquirir nuevas competencias y conocimientos, sino también mantener unos niveles de calidad en la atención que prestan. Son esenciales si queremos satisfacer las cambiantes demandas del sector sanitario y ofrecer unos cuidados cada vez más eficaces y humanos.

La **formación inicial** es la primera etapa para convertirse en asistente de cuidados. Esta formación incluye cursos teóricos y prácticos que abarcan una amplia gama de temas, como anatomía, fisiología, técnicas básicas de cuidados, higiene y gestión de emergencias. Los programas de formación suelen impartirse en escuelas de enfermería, colegios comunitarios o institutos especializados. Estos programas también incluyen prácticas clínicas supervisadas, en las que los estudiantes pueden adquirir experiencia práctica y aplicar sus conocimientos en entornos sanitarios reales.

Las cualificaciones especializadas ofrecen a los auxiliares de cuidados la oportunidad de especializarse en ámbitos concretos de la asistencia sanitaria. Por ejemplo, las cualificaciones en atención geriátrica, cuidados paliativos, atención de urgencias o atención a pacientes con enfermedades crónicas permiten a los auxiliares de cuidados desarrollar competencias específicas y responder a necesidades concretas de los pacientes. Estas cualificaciones suelen estar reconocidas por organismos profesionales y pueden mejorar las perspectivas de carrera y las oportunidades de empleo.

La **formación continua** es esencial para mantener y actualizar las competencias de los asistentes a lo largo de su carrera. Los avances médicos, las nuevas tecnologías y los cambios normativos obligan a actualizar periódicamente los conocimientos. La formación continua puede adoptar la forma de cursos en línea, seminarios, talleres o conferencias. Los asistentes sanitarios también pueden participar en programas de desarrollo profesional organizados por sus empresas o asociaciones profesionales.

Los **programas de desarrollo de competencias** están diseñados para ayudar a los asistentes sanitarios a adquirir nuevas competencias y mejorar las existentes. Estos programas pueden incluir formación en nuevas tecnologías médicas, técnicas de comunicación con el paciente, gestión del estrés y resolución de conflictos, así como cursos de liderazgo y gestión. Por ejemplo, aprender a utilizar un nuevo sistema de historiales médicos electrónicos o a administrar la asistencia utilizando equipos de última generación puede mejorar considerablemente la eficacia y la calidad de la asistencia prestada.

Las oportunidades de aprendizaje en línea han revolucionado la formación continua de los asistentes sanitarios. Las plataformas de aprendizaje electrónico ofrecen la flexibilidad necesaria para que los auxiliares asistenciales puedan seguir los cursos a su propio ritmo y según sus propios horarios. Hay cursos sobre una amplia gama de temas, desde cuidados básicos hasta técnicas avanzadas de cuidados críticos. Además, los seminarios web y los foros de debate en línea permiten a los asistentes sanitarios compartir sus experiencias y beneficiarse de los conocimientos de profesionales de todo el mundo.

Los **simulacros y los talleres prácticos** son métodos de formación muy eficaces. Los simulacros permiten a los asistentes sanitarios practicar habilidades clínicas en un entorno controlado, utilizando maniquíes de alta fidelidad y sofisticados equipos médicos. Los talleres prácticos ofrecen oportunidades de formación en el puesto de trabajo, donde los asistentes sanitarios pueden aplicar sus conocimientos bajo la supervisión de formadores experimentados. Por ejemplo, participar en una simulación de reanimación cardiopulmonar (RCP) o en un taller de tratamiento de heridas ayuda a reforzar las destrezas técnicas y a ganar confianza.

La formación interprofesional fomenta la colaboración entre los distintos miembros del equipo asistencial. Trabajar junto a médicos, enfermeros, terapeutas y otros profesionales sanitarios en la formación interprofesional permite a los asistentes comprender las funciones y responsabilidades de cada uno, mejorar la comunicación y la coordinación y aumentar la eficacia de la atención prestada. Por ejemplo, los talleres sobre gestión de cuidados complejos pueden incluir ejercicios de simulación en los que cada miembro del equipo desempeña su papel específico en el tratamiento de un paciente.

Los programas de tutoría y patrocinio también son beneficiosos para el desarrollo profesional de los asistentes sanitarios. La tutoría de un profesional sanitario con más experiencia permite a los asistentes sanitarios recibir asesoramiento personalizado, desarrollar sus habilidades clínicas y afrontar los retos de su carrera. La tutoría ofrece apoyo continuo y oportunidades de aprendizaje que pueden contribuir enormemente al crecimiento profesional.

Las cualificaciones reconocidas nacional e internacionalmente pueden abrir nuevas oportunidades profesionales a los asistentes sanitarios. Por ejemplo, obtener una certificación de la Cruz Roja, la Asociación Americana del Corazón u otras organizaciones reconocidas puede mejorar la credibilidad profesional y aumentar las oportunidades de empleo en el extranjero. Estas certificaciones demuestran un compromiso con la excelencia y la calidad de los cuidados, y a menudo se exigen para trabajar en entornos asistenciales especializados o en instituciones punteras.

Asistir a conferencias y congresos profesionales permite a los asistentes estar al día de los últimos avances en asistencia sanitaria. Estos actos brindan la oportunidad de establecer contactos, compartir buenas prácticas y aprender de líderes de opinión y expertos del sector. Asistir a conferencias también puede inspirar nuevas ideas y enfoques para mejorar la atención al paciente.

- Especialidades en urgencias

Las especializaciones en urgencias y emergencias representan un importante paso adelante para los asistentes sanitarios que deseen desarrollar sus competencias en un ámbito de la medicina especialmente exigente y dinámico. Estas especializaciones permiten a los profesionales desarrollar competencias específicas, aumentar sus conocimientos y desempeñar un papel crucial en la atención a pacientes en situaciones críticas. Al especializarse, los auxiliares sanitarios contribuyen a mejorar la calidad de la asistencia y a aumentar la capacidad de respuesta de los servicios de urgencias.

La especialización en reanimación cardiopulmonar avanzada (RCP) es una de las más cruciales. Esta formación permite a los auxiliares sanitarios dominar técnicas avanzadas de reanimación, incluido el uso de desfibriladores, el manejo de las vías respiratorias y la administración de medicación de urgencia. También aprenden a reconocer rápidamente los signos de sufrimiento cardiaco y a intervenir eficazmente para salvar vidas. La formación avanzada en reanimación cardiopulmonar suelen impartirla organizaciones certificadas como la American Heart Association e incluye simulaciones prácticas y evaluaciones rigurosas.

Los cuidados politraumatizados son otra especialización vital. Los auxiliares de cuidados formados en este campo están preparados para tratar lesiones múltiples derivadas de accidentes graves, como accidentes de tráfico o caídas desde grandes alturas. La formación abarca la evaluación rápida del paciente, la estabilización de las funciones vitales, la gestión de las hemorragias y la preparación de los pacientes para una intervención quirúrgica de urgencia. Los auxiliares de cuidados especializados en la atención a pacientes politraumatizados también deben ser hábiles en la coordinación con otros miembros del equipo asistencial para garantizar una atención integrada y eficaz.

La **traumatología pediátrica** es una especialidad que se centra en la atención a niños que han sufrido traumatismos. Además de poseer conocimientos técnicos específicos, los auxiliares asistenciales deben ser especialmente sensibles a las necesidades emocionales de los pacientes jóvenes y sus familias. La formación incluye técnicas de comunicación adaptadas a los niños, tratamiento pediátrico del dolor y uso de equipos especializados para atender a los niños. Esta especialización es esencial para reducir el estrés y la ansiedad de los niños al tiempo que se les presta una atención médica eficaz.

La atención psiquiátrica de urgencia es una especialidad cada vez más demandada. Los auxiliares asistenciales formados en este campo aprenden a evaluar y gestionar crisis psiquiátricas, como episodios de psicosis aguda, intentos de suicidio y estados de agitación grave. Deben ser capaces de utilizar técnicas de desescalada, proporcionar apoyo emocional inmediato y colaborar estrechamente con psiquiatras y enfermeras de salud mental. Esta formación permite a los auxiliares de cuidados prestar una atención segura y respetuosa a los pacientes con trastornos psicológicos.

La Atención Toxicológica de Urgencia prepara a los auxiliares sanitarios para tratar a pacientes intoxicados o con sobredosis. Aprenden a identificar los signos y síntomas de intoxicación, a administrar los antídotos adecuados y a vigilar los efectos de las sustancias tóxicas en el organismo. La formación en toxicología también incluye conocimientos sobre las interacciones peligrosas entre medicamentos y el tratamiento de las sobredosis de fármacos, que son frecuentes en los servicios de urgencias.

Atención en catástrofes y gestión de crisis es una especialización que prepara a los asistentes sanitarios para responder a situaciones de gran envergadura, como catástrofes naturales, atentados terroristas o accidentes industriales. La formación abarca la gestión de flujos masivos de pacientes, la creación de sistemas de triaje y la coordinación con los servicios de emergencia y las organizaciones humanitarias. Los auxiliares sanitarios especializados en asistencia en catástrofes deben ser capaces de trabajar en condiciones extremas y a menudo caóticas, sin dejar de prestar una asistencia de calidad.

La atención al final de la vida en urgencias es una especialización que se centra en el apoyo a los pacientes terminales y sus familias en los servicios de urgencias. Los cuidadores formados en esta área deben ser capaces de manejar el dolor y los síntomas, proporcionar apoyo emocional y psicológico, y respetar los deseos de los pacientes respecto al final de su vida. La formación también incluye la comunicación con las familias y la coordinación con los equipos de cuidados paliativos para garantizar una transición asistencial fluida y respetuosa.

Cuidados obstétricos de urgencia es una especialización para auxiliares sanitarios que trabajan con pacientes embarazadas en situaciones de urgencia. Aprenden a tratar las complicaciones obstétricas, como la hemorragia posparto, la eclampsia y el parto obstruido. La formación en cuidados obstétricos de urgencia también incluye el tratamiento de recién nacidos con problemas, la reanimación neonatal y el apoyo a las madres en situaciones de gran estrés.

La Atención Geriátrica de Urgencia prepara a los auxiliares asistenciales para satisfacer las necesidades específicas de los pacientes ancianos en situaciones de urgencia. La formación incluye la gestión de enfermedades crónicas, la prevención de caídas, la evaluación del deterioro cognitivo y la comunicación con pacientes que puedan tener deficiencias auditivas o visuales. Los auxiliares de cuidados especializados en atención geriátrica también deben estar capacitados para reconocer signos de maltrato y negligencia en pacientes ancianos.

La **atención neurológica de urgencia** es una especialización que abarca el tratamiento de pacientes con afecciones neurológicas agudas, como ictus, crisis epilépticas y traumatismos craneoencefálicos. Los auxiliares asistenciales deben ser capaces de realizar evaluaciones neurológicas rápidas, estabilizar a los pacientes y colaborar con neurólogos y neurocirujanos para garantizar una atención óptima.

- **Bienestar y vida equilibrada**
  ○ Estrategias para prevenir el agotamiento

El agotamiento es un riesgo importante para los asistentes sanitarios debido a las elevadas exigencias y al estrés inherentes a su trabajo. Prevenir el agotamiento es esencial no sólo para el bienestar de los asistentes sanitarios, sino también para garantizar la calidad de la atención prestada a los pacientes. Las estrategias para prevenir el agotamiento incluyen enfoques individuales y organizativos destinados a promover la resiliencia, reducir el estrés y crear un entorno de trabajo saludable.

La **gestión del estrés** es una habilidad crucial para prevenir el agotamiento. Los cuidadores deben aprender a identificar los primeros signos de estrés, como irritabilidad, fatiga excesiva y menor satisfacción laboral. Técnicas de relajación como la respiración profunda, la meditación y el yoga pueden ayudar a reducir los niveles de estrés. Por ejemplo, dedicar unos minutos al día a practicar ejercicios de respiración consciente puede ayudar a calmar la mente y recargar energías.

El **equilibrio entre trabajo y vida privada** es esencial para mantener una buena salud mental. Los cuidadores deben asegurarse de no sentirse abrumados por sus responsabilidades laborales y dedicar tiempo a sus actividades personales, familiares y sociales. Establecer límites claros entre el trabajo y la vida personal, como no llevarse trabajo a casa o tomarse tiempo libre, puede ayudar a mantener este equilibrio. Por ejemplo, planificar actividades periódicas con amigos o familiares puede proporcionar apoyo emocional y una sensación de normalidad fuera del trabajo.

La **formación continua y el desarrollo profesional** también son formas eficaces de prevenir el agotamiento. Participar en cursos de formación, talleres y conferencias ayuda a los asistentes a mantenerse comprometidos y motivados al adquirir nuevas competencias y estar al día de los últimos avances en su campo. Esto puede renovar su interés por el trabajo y darles una sensación de logro. Por ejemplo, la formación en nuevas tecnologías sanitarias puede ofrecer perspectivas estimulantes y gratificantes.

El **apoyo social y la comunicación abierta** dentro del equipo de trabajo son esenciales para crear un entorno de apoyo. Hay que animar a los cuidadores a que compartan sus preocupaciones y pidan ayuda cuando la necesiten. Las reuniones informativas o de apoyo periódicas entre compañeros pueden ofrecer un espacio para debatir los retos y los éxitos, y reforzar la cohesión del equipo. Por ejemplo, un grupo de apoyo semanal en el que los cuidadores puedan hablar libremente de sus experiencias y recibir consejos de sus compañeros puede ser muy beneficioso.

El reconocimiento y la valoración del trabajo son factores importantes para prevenir el agotamiento. Los auxiliares de cuidados necesitan sentirse valorados y reconocidos por su contribución. Los jefes y supervisores pueden desempeñar un papel clave proporcionando comentarios positivos, reconociendo públicamente los logros y ofreciendo oportunidades de progresión profesional. Por ejemplo, los programas de reconocimiento de los empleados, como los premios mensuales por un rendimiento excepcional, pueden animar a los cuidadores y aumentar su compromiso.

Una gestión eficaz del tiempo y los recursos también puede reducir el estrés y evitar el agotamiento. Los cuidadores deben aprender a gestionar su carga de trabajo de forma eficiente, priorizando tareas, delegando cuando sea posible y utilizando herramientas de gestión del tiempo. Los empresarios pueden contribuir a ello proporcionando los recursos adecuados y asegurándose de que hay personal suficiente para atender las necesidades de los pacientes. Por ejemplo, el uso de programas informáticos de planificación puede ayudar a organizar los horarios de forma que se eviten las sobrecargas de trabajo.

El **acceso a servicios profesionales de apoyo**, como asesores de salud mental o programas de asistencia a los empleados, es crucial para proporcionar apoyo adicional a los cuidadores. Estos servicios pueden ofrecer un espacio confidencial para hablar de problemas personales o profesionales y recibir asesoramiento y estrategias de gestión del estrés. Por ejemplo, las sesiones periódicas con un asesor especializado en la gestión del estrés y el agotamiento pueden ofrecer técnicas prácticas para afrontar los retos del trabajo.

La promoción de la salud física es también una parte importante de la prevención del agotamiento. Debe animarse a los cuidadores a adoptar estilos de vida saludables, como una dieta equilibrada, actividad física regular y sueño adecuado. Se sabe que la actividad física, en particular, tiene efectos positivos sobre la reducción del estrés y la mejora del estado de ánimo. Por ejemplo, organizar clases de fitness o yoga en el lugar de trabajo puede animar a los cuidadores a incluir el ejercicio físico en su rutina diaria.

Las intervenciones organizativas, como la mejora de las condiciones de trabajo y la aplicación de políticas de prevención del agotamiento, son esenciales. Los empresarios deben crear un entorno de trabajo propicio, con zonas de descanso adecuadas, pausas periódicas y una cultura empresarial que valore el bienestar de los empleados. Por ejemplo, la introducción de políticas de pausas obligatorias puede garantizar que los auxiliares asistenciales se tomen el tiempo necesario para descansar y reponer fuerzas durante su jornada laboral.

La **sensibilización y la educación sobre el burnout** deben incorporarse a la formación de los asistentes sanitarios. Se les debe informar sobre los signos y síntomas del burnout, así como sobre las estrategias para prevenirlo. Los programas de formación pueden incluir módulos sobre gestión del estrés, resiliencia y técnicas de autocuidado. Por ejemplo, los talleres sobre gestión del estrés y resiliencia pueden proporcionar herramientas y recursos prácticos para ayudar a los auxiliares asistenciales a hacer frente a las presiones de su trabajo.

Capítulo 9
Tecnología en Urgencias

- **Equipos médicos modernos**
  ◦ Detectores avanzados de constantes vitales

Los detectores avanzados de constantes vitales representan una importante innovación en la asistencia sanitaria, ya que ofrecen capacidades mejoradas para la monitorización continua y precisa de los pacientes. Estos sofisticados dispositivos permiten a los cuidadores y profesionales sanitarios detectar rápidamente cambios en el estado de salud de los pacientes, lo que facilita una intervención temprana y mejora los resultados clínicos. La integración de estas tecnologías en las prácticas asistenciales supone una mejor gestión de las urgencias y la optimización de los recursos sanitarios.

Los monitores multiparamétricos son herramientas esenciales en la atención de urgencias. Miden simultáneamente varias constantes vitales, como la frecuencia cardiaca, la tensión arterial, la saturación de oxígeno (SpO2), la temperatura corporal y la frecuencia respiratoria. Estos monitores proporcionan datos en tiempo real y alertan inmediatamente al personal asistencial de cualquier desviación de los valores normales. Por ejemplo, un paciente en estado de shock puede identificarse rápidamente por las variaciones bruscas de la tensión arterial y la frecuencia cardiaca, lo que permite una intervención rápida.

Los dispositivos de monitorización vestibles y portátiles ofrecen una mayor flexibilidad para monitorizar a los pacientes dentro y fuera del entorno hospitalario. Estos dispositivos, a menudo integrados en parches o pulseras, permiten una monitorización continua de las constantes vitales sin restringir la movilidad del paciente. Son especialmente útiles para pacientes con enfermedades crónicas que requieren una vigilancia constante. Por ejemplo, un parche de monitorización cardiaca puede detectar arritmias en tiempo real y enviar alertas al personal médico a través de una aplicación móvil.

Las tecnologías de telemedicina utilizan detectores avanzados de constantes vitales para permitir la monitorización a distancia de los pacientes. Esto es especialmente beneficioso para los pacientes que viven en zonas remotas o tienen dificultades para desplazarse. Los dispositivos de monitorización a domicilio envían datos en tiempo real a los profesionales sanitarios, que pueden vigilar el estado del paciente e intervenir si es necesario. Por ejemplo, un paciente con insuficiencia cardíaca puede utilizar un dispositivo de control de la tensión arterial en casa y enviar los datos directamente a su cardiólogo.

Los sistemas de inteligencia artificial (IA) desempeñan un papel cada vez más importante en el análisis de los datos recogidos por detectores avanzados de constantes vitales. La IA puede identificar patrones sutiles y predictivos en los datos sanitarios que, de otro modo, escaparían al análisis humano. Al analizar grandes cantidades de datos en tiempo real, los sistemas de IA pueden proporcionar alertas tempranas y recomendaciones para intervenciones. Por ejemplo, un sistema de IA puede analizar las tendencias de las constantes vitales de un paciente y predecir una descompensación antes de que se manifieste clínicamente.

Los detectores de constantes vitales no invasivos son especialmente beneficiosos para los pacientes que requieren una monitorización frecuente pero delicada. Estos dispositivos utilizan tecnologías como la espectroscopia de infrarrojos, los ultrasonidos o la fotopletismografía para medir las constantes vitales sin necesidad de pinchazos ni otros procedimientos invasivos. Por ejemplo, los pulsioxímetros no invasivos miden la saturación de oxígeno y la frecuencia cardiaca mediante un sensor colocado en el dedo o el lóbulo de la oreja.

Los dispositivos de monitorización de cuidados críticos están diseñados para la monitorización continua y en tiempo real de los pacientes más críticos. Estos sistemas suelen incorporar funciones avanzadas como la medición de la presión intracraneal, la monitorización de los gases en sangre y la monitorización de la función renal. Permiten detectar rápidamente fallos en varios órganos y ajustar los tratamientos en consecuencia. Por ejemplo, un monitor de cuidados intensivos puede controlar continuamente la presión arterial invasiva y la presión intracraneal de un paciente con traumatismo craneal.

Las innovaciones en sensores vestibles son un avance reciente que permite una vigilancia discreta y continua de las constantes vitales. Estos sensores pueden integrarse en prendas, como camisetas o brazaletes, y son capaces de medir parámetros como la frecuencia cardíaca, la temperatura corporal y los movimientos respiratorios. Estos dispositivos son especialmente útiles para monitorizar a pacientes pediátricos o ancianos, a quienes los dispositivos de monitorización tradicionales pueden resultar incómodos o intrusivos.

La **importancia de integrar los datos** procedentes de distintos dispositivos de monitorización es crucial para una gestión eficaz de los cuidados. Los sistemas integrados permiten centralizar los datos de las constantes vitales en una única interfaz, lo que facilita el análisis global y la toma de decisiones clínicas. Por ejemplo, un cuadro de mandos centralizado en una unidad de cuidados intensivos puede mostrar datos en tiempo real de todos los pacientes, lo que permite al personal asistencial priorizar las intervenciones.

La **formación y la familiarización con las nuevas tecnologías** son esenciales para que el personal asistencial saque el máximo partido de los detectores avanzados de constantes vitales. Los cuidadores deben recibir formación no sólo sobre el uso de los dispositivos, sino también sobre la interpretación de los datos y la respuesta adecuada a las alertas. Los programas de formación continua y las simulaciones prácticas pueden ayudar a mantener un alto nivel de competencia y confianza en el uso de estas tecnologías. Por ejemplo, los talleres de formación sobre el uso de dispositivos portátiles de monitorización cardiaca pueden mejorar la capacidad de los cuidadores para detectar y responder rápidamente a las arritmias.

También deben tenerse en cuenta **los retos y consideraciones éticas** asociados al uso de detectores avanzados de constantes vitales. La confidencialidad de los datos, el consentimiento del paciente y la equidad en el acceso a estas tecnologías son aspectos importantes a tener en cuenta. Los profesionales sanitarios deben garantizar que los datos de los pacientes estén protegidos de acuerdo con la normativa sobre confidencialidad, y que los pacientes estén informados y den su consentimiento para el uso de dispositivos de monitorización. Por ejemplo, antes de establecer un sistema de telemedicina para la monitorización a domicilio, es crucial discutir las implicaciones en términos de confidencialidad de datos con el paciente y recibir su consentimiento informado.

- Tecnologías de seguimiento y telemedicina

Las tecnologías de monitorización y telemedicina han revolucionado la asistencia sanitaria al permitir el seguimiento continuo de los pacientes y la prestación de cuidados a distancia. Estos avances tecnológicos ofrecen soluciones innovadoras para mejorar la calidad de la asistencia, reducir costes y aumentar la accesibilidad, sobre todo en zonas rurales o desatendidas. Los asistentes sanitarios desempeñan un papel crucial en el uso y la integración de estas tecnologías, garantizando un seguimiento riguroso y una comunicación eficaz con los pacientes y otros profesionales sanitarios.

La **monitorización de las constantes vitales** es el núcleo de la tecnología de monitorización moderna. Los monitores multiparamétricos son capaces de medir y mostrar simultáneamente varios parámetros vitales, como la frecuencia cardiaca, la tensión arterial, la saturación de oxígeno, la temperatura corporal y la frecuencia respiratoria. Estos dispositivos proporcionan datos en tiempo real, lo que permite a los asistentes detectar rápidamente cualquier desviación de los valores normales y reaccionar adecuadamente. Por ejemplo, un paciente que muestre signos de dificultad respiratoria puede ser atendido inmediatamente gracias a las alertas generadas por el monitor.

Los dispositivos vestibles y portátiles ofrecen mayor flexibilidad para monitorizar a los pacientes dentro y fuera del entorno hospitalario. Estos dispositivos, a menudo integrados en parches, pulseras o prendas de vestir, permiten una monitorización continua sin impedir la movilidad del paciente. Son especialmente útiles para pacientes con enfermedades crónicas que requieren una vigilancia constante. Por ejemplo, un parche de monitorización cardiaca puede detectar arritmias en tiempo real y enviar alertas al personal médico a través de una aplicación móvil, lo que permite una intervención rápida y adecuada.

La telemedicina utiliza las tecnologías de la comunicación para prestar asistencia sanitaria a distancia, lo que resulta especialmente beneficioso para los pacientes que viven en zonas remotas o tienen dificultades para desplazarse. Las consultas de telemedicina pueden realizarse a través de videollamadas, plataformas seguras en línea o aplicaciones móviles, lo que permite a los pacientes recibir asesoramiento médico, diagnósticos y recetas sin tener que acudir físicamente a una clínica. Por ejemplo, un paciente que sufra hipertensión puede tener consultas periódicas con su médico a través de una plataforma de telemedicina, ajustando su tratamiento en función de las lecturas de la tensión arterial transmitidas en tiempo real.

Los dispositivos de telemonitorización a domicilio permiten controlar continuamente las constantes vitales de los pacientes y enviar los datos directamente a los profesionales sanitarios. Estos dispositivos pueden incluir tensiómetros, medidores de glucosa, pulsioxímetros y básculas inteligentes. Los datos recogidos se analizan y almacenan en sistemas de historiales médicos electrónicos, lo que facilita el seguimiento y el análisis de las tendencias sanitarias a largo plazo. Por ejemplo, un diabético puede utilizar un glucómetro conectado para registrar sus niveles de glucosa, y su endocrino puede ajustar su tratamiento en función de los datos recogidos.

La **inteligencia artificial (IA)** y los **sistemas** de aprendizaje automático desempeñan un papel cada vez más importante en el análisis de datos de telemedicina y seguimiento. La IA puede identificar patrones sutiles y predictivos en los datos sanitarios que podrían escapar al análisis humano, lo que permite intervenciones preventivas. Por ejemplo, un sistema de IA puede analizar datos de monitorización cardiaca y predecir una descompensación cardiaca antes de que se manifieste clínicamente, lo que permite una intervención precoz.

Los sensores integrados en la ropa son una innovación reciente que permite un seguimiento discreto y continuo de las constantes vitales. Estos sensores pueden integrarse en prendas como camisetas o brazaletes y son capaces de medir parámetros como la frecuencia cardíaca, la temperatura corporal y los movimientos respiratorios. Son especialmente útiles para monitorizar a pacientes pediátricos o ancianos, a quienes el uso de dispositivos de monitorización tradicionales puede resultar incómodo o intrusivo. Por ejemplo, una camiseta equipada con sensores puede controlar continuamente las constantes vitales de un niño asmático y alertar a sus padres y cuidadores de cualquier deterioro.

Las plataformas de gestión sanitaria en línea centralizan los datos de seguimiento y permiten una gestión integrada de la asistencia. Estas plataformas ofrecen una visión general de los parámetros de salud de un paciente, facilitando la coordinación entre los distintos profesionales sanitarios. También pueden incluir funcionalidades como recordatorios de medicación, citas y comunicaciones seguras entre pacientes y cuidadores. Por ejemplo, una plataforma de gestión sanitaria puede permitir que un cardiólogo, un endocrino y un cuidador colaboren eficazmente en el tratamiento de un paciente que sufre múltiples enfermedades crónicas.

La **formación y la familiarización con las nuevas tecnologías** son esenciales para que los asistentes sanitarios aprovechen al máximo las tecnologías de monitorización y telemedicina. Es necesario formar a los cuidadores no sólo en el uso de los dispositivos, sino también en la interpretación de los datos y la respuesta adecuada a las alertas. Los programas de formación continua y las simulaciones prácticas pueden ayudar a mantener un alto nivel de competencia y confianza en el uso de estas tecnologías. Por ejemplo, los talleres de formación sobre el uso de dispositivos portátiles de monitorización cardiaca pueden mejorar la capacidad de los cuidadores para detectar y responder rápidamente a las arritmias.

Las consideraciones éticas y de confidencialidad son cruciales en el uso de la telemedicina y las tecnologías de monitorización. Los profesionales sanitarios deben garantizar que los datos de los pacientes estén protegidos de acuerdo con las normas de confidencialidad, y que los pacientes estén informados y den su consentimiento para el uso de dispositivos de monitorización. La transparencia sobre el uso de los datos y las medidas de seguridad aplicadas es esencial para mantener la confianza de los pacientes. Por ejemplo, antes de establecer un sistema de telemedicina para la monitorización domiciliaria, es crucial discutir con el paciente las implicaciones en términos de confidencialidad de los datos y recibir su consentimiento informado.

El impacto en la calidad de la asistencia y la eficiencia del sistema sanitario es significativo. Las tecnologías de monitorización y telemedicina permiten una vigilancia proactiva, reducen las hospitalizaciones innecesarias, mejoran la gestión de las enfermedades crónicas y aumentan el acceso a la asistencia. También liberan recursos al reducir la necesidad de consultas presenciales para el seguimiento rutinario. Por ejemplo, la monitorización a distancia de pacientes con insuficiencia cardíaca puede reducir los reingresos hospitalarios al permitir una gestión más cercana y una intervención rápida en caso de deterioro del estado de salud del paciente.

- **Software de gestión de emergencias**
    - Historia clínica electrónica (HCE)

Las historias clínicas electrónicas (HCE) representan un gran avance tecnológico en la atención sanitaria, pues transforman la forma de almacenar, compartir y utilizar la información médica.

Las historias clínicas electrónicas ofrecen muchas ventajas respecto a las tradicionales en papel, como una mayor accesibilidad, precisión y eficiencia en la gestión de los datos sanitarios. Para los cuidadores, los RME son una herramienta inestimable para garantizar una atención coordinada y de alta calidad.

La **accesibilidad y la centralización de la información** son algunas de las principales ventajas de los RME. A diferencia de los historiales en papel, que pueden ser difíciles de localizar y compartir, los RME proporcionan un acceso rápido y sencillo a la información médica completa de los pacientes. Los cuidadores pueden consultar historiales médicos, resultados de pruebas, recetas y notas de consultas anteriores con sólo unos clics, independientemente de su ubicación. Esta accesibilidad mejora la continuidad asistencial, ya que todos los profesionales sanitarios implicados en el tratamiento de un paciente pueden acceder a la misma información actualizada.

La **precisión y la reducción de errores** son también ventajas clave de los RME. Los registros en papel suelen estar incompletos, ser ilegibles o estar mal organizados, lo que puede dar lugar a errores de procesamiento. En cambio, los RME estandarizan la introducción de datos y reducen el riesgo de errores asociados a la transcripción o interpretación errónea de la información. Por ejemplo, las recetas electrónicas reducen considerablemente los errores de medicación debidos a una letra ilegible o a errores de dosificación.

Otra ventaja importante de los RME es **la mejora de la comunicación y la coordinación de la asistencia**. La información centralizada permite una comunicación fluida entre los distintos miembros del equipo asistencial. Asistentes, enfermeros, médicos y otros profesionales sanitarios pueden añadir notas, compartir actualizaciones y colaborar en tiempo real, lo que resulta especialmente crucial en entornos asistenciales complejos como los servicios de urgencias. Por ejemplo, cuando un paciente es trasladado de una unidad de cuidados intensivos a otra de cuidados ordinarios, los EMR permiten transmitir sin demora toda la información pertinente sobre los tratamientos en curso y las observaciones clínicas.

La **seguridad y la confidencialidad de los datos** son preocupaciones importantes cuando se utilizan RME. Los sistemas de RME están equipados con medidas de seguridad avanzadas, como cifrado de datos, autenticación multifactor y controles de acceso, para proteger la información sensible de los pacientes. Los cuidadores deben cumplir los protocolos de seguridad para garantizar que sólo las personas autorizadas puedan acceder a los datos médicos. Por ejemplo, utilizar credenciales de acceso seguras y asegurarse de que los sistemas se desconectan después de su uso ayuda a proteger la confidencialidad del paciente.

La **eficiencia operativa y la reducción de costes** son ventajas adicionales de los RME. La digitalización de los historiales médicos reduce el tiempo dedicado a la gestión administrativa, liberando más tiempo para la atención directa al paciente. Los RME también reducen los costes asociados a la impresión, el almacenamiento y la gestión de historiales en papel. Por ejemplo, en un gran hospital, la transición a los RME puede reducir los costes asociados al archivo físico de historiales y mejorar la eficiencia de los procesos de facturación y codificación.

El apoyo a la toma de decisiones clínicas es otra ventaja importante de los RME. Estos sistemas pueden incorporar herramientas de apoyo a la toma de decisiones, como alertas sobre interacciones farmacológicas, recordatorios de cuidados preventivos y recomendaciones basadas en las mejores prácticas clínicas. Estas funciones ayudan a los cuidadores a tomar decisiones informadas y proporcionar una atención basada en la evidencia. Por ejemplo, un EMR puede alertar a un cuidador si un paciente con alergia a un fármaco recibe por error una receta que contiene ese alérgeno, lo que ayuda a prevenir una reacción adversa.

Los EMR facilitan el **análisis y la gestión de los datos sanitarios**. La información recopilada puede utilizarse para analizar tendencias sanitarias, mejorar los procesos asistenciales y realizar investigaciones clínicas. Los cuidadores y gestores sanitarios pueden utilizar estos datos para identificar áreas de mejora, evaluar la eficacia de las intervenciones y desarrollar estrategias para optimizar la atención. Por ejemplo, el análisis de los datos del EMR puede revelar altos índices de infecciones nosocomiales en una unidad específica, lo que lleva a la aplicación de medidas de prevención específicas.

La **integración con otros sistemas sanitarios** es una de las principales ventajas de los RME. Estos sistemas pueden conectarse a laboratorios, farmacias y otros servicios sanitarios, lo que permite un intercambio fluido de información y una mayor coordinación de la asistencia. Por ejemplo, los resultados de laboratorio pueden integrarse automáticamente en el RME del paciente, lo que elimina la necesidad de introducir datos manualmente y reduce el riesgo de errores. Del mismo modo, las recetas electrónicas pueden enviarse directamente a las farmacias, lo que simplifica el proceso para pacientes y cuidadores.

La **formación continua y el apoyo a los usuarios** son esenciales para maximizar los beneficios de los RME. Los cuidadores deben recibir una formación adecuada sobre el uso de los sistemas de RME, incluida la introducción de datos, la navegación por la interfaz y la gestión de alertas. Las sesiones de formación periódicas y la asistencia técnica continua pueden ayudar a resolver problemas y mejorar el uso de los RME. Por ejemplo, los talleres de formación sobre las nuevas funciones de los RME pueden ayudar a los cuidadores a mantenerse al día y utilizar eficazmente las herramientas disponibles.

También hay que tener en cuenta **los retos y las posibles soluciones** asociados al uso de los RME. Entre ellos, cabe citar la resistencia al cambio, los problemas de compatibilidad entre distintos sistemas y la preocupación por la confidencialidad de los datos. Para superar estos obstáculos, es importante implicar a los cuidadores y otros usuarios en el proceso de implantación, proporcionar formación y apoyo adecuados y garantizar que los sistemas de RME sean seguros y cumplan la normativa sobre privacidad. Por ejemplo, implicar a los cuidadores en las fases de prueba y retroalimentación puede ayudar a identificar y resolver problemas antes de la implantación completa.

◦ Clasificación de aplicaciones y software

Las aplicaciones y programas informáticos de triaje han revolucionado la forma de prestar la atención de urgencias, proporcionando herramientas sofisticadas para evaluar las necesidades de los pacientes de forma rápida y eficaz. Estas tecnologías facilitan la priorización de los cuidados, mejoran la gestión de los flujos de pacientes y optimizan el uso de los recursos médicos. Para los auxiliares asistenciales, estas herramientas son esenciales para garantizar que los pacientes reciben una atención rápida y adecuada, sobre todo en entornos de alta presión como los servicios de urgencias.

La eficacia del triaje automatizado es una de las principales ventajas de las aplicaciones de triaje. Estas herramientas utilizan algoritmos basados en protocolos médicos probados para evaluar los síntomas de los pacientes y determinar la gravedad de su estado. Las aplicaciones de triaje recopilan información clave, como la frecuencia cardiaca, la tensión arterial, la saturación de oxígeno y los síntomas comunicados por el paciente. En cuestión de minutos, pueden proporcionar una evaluación inicial y asignar un nivel de prioridad, lo que permite a los cuidadores centrarse en los casos más urgentes. Por ejemplo, una aplicación puede señalar inmediatamente a un paciente con signos de infarto de miocardio, garantizando una intervención rápida.

La **mejora de la comunicación y la coordinación de los cuidados** es otra de las grandes ventajas de los programas informáticos de triaje. La información recogida por estas herramientas se comparte instantáneamente con el equipo asistencial, lo que facilita la coordinación entre auxiliares, enfermeras y médicos. Esto garantiza que todos los miembros del equipo tengan acceso a la misma información actualizada y puedan colaborar eficazmente para ofrecer una atención de calidad. Por ejemplo, una aplicación de triaje puede enviar alertas en tiempo real a los especialistas adecuados cuando se cumplen criterios críticos, lo que garantiza una respuesta rápida y coordinada.

La **estandarización de los procedimientos de triaje** es esencial para garantizar una atención justa y eficaz. Las aplicaciones y programas informáticos de triaje utilizan protocolos estandarizados que reducen las variaciones en la evaluación de los pacientes y minimizan los errores humanos. Esto garantiza que todos los pacientes sean evaluados de forma coherente y objetiva, independientemente de la experiencia o los prejuicios del personal sanitario. Por ejemplo, el software de triaje puede utilizar criterios estandarizados para evaluar la gravedad del dolor torácico, garantizando que cada paciente sea tratado de acuerdo con las mismas normas clínicas.

Las aplicaciones de triaje facilitan la **recopilación y el análisis de datos**, proporcionando información valiosa para la mejora continua de la asistencia. Los datos recopilados pueden utilizarse para analizar tendencias, identificar cuellos de botella en los procesos asistenciales y evaluar la eficacia de las intervenciones. Los gestores sanitarios pueden utilizar esta información para mejorar los protocolos de triaje, optimizar la asignación de recursos y desarrollar estrategias para reducir los tiempos de espera. Por ejemplo, el análisis de los datos de triaje puede revelar periodos de alta demanda, lo que permite a los gestores de personal ajustar los horarios para satisfacer mejor la demanda.

La **integración con los sistemas de historia clínica electrónica (HCE)** es un aspecto crucial del software de triaje. La información recopilada durante el triaje puede integrarse automáticamente en el RME del paciente, lo que garantiza una continuidad asistencial sin fisuras. Esta integración también facilita a los profesionales sanitarios el acceso al historial médico, las alergias y los tratamientos actuales del paciente, lo que resulta esencial para tomar decisiones con conocimiento de causa. Por ejemplo, al clasificar a un paciente con dolor abdominal, los asistentes pueden consultar inmediatamente en el EMR los antecedentes de enfermedades gastrointestinales del paciente.

Las aplicaciones de triaje de telemedicina ofrecen ventajas particulares para la asistencia a distancia. Estas herramientas permiten evaluar a los pacientes antes de que lleguen al hospital, lo que optimiza la gestión de urgencias y reduce los tiempos de espera. Los pacientes pueden introducir sus síntomas en una aplicación de triaje desde casa y recibir instrucciones sobre si deben acudir a urgencias o ver a un médico mediante teleconsulta. Por ejemplo, un paciente con síntomas de gripe puede ser triado a distancia y dirigido a la atención adecuada sin tener que desplazarse innecesariamente.

La **formación y el apoyo a los usuarios** son esenciales para maximizar la eficacia de las aplicaciones y los programas informáticos de triaje. Los cuidadores deben recibir una formación adecuada para utilizar estas herramientas con eficacia y comprender los protocolos subyacentes. Las sesiones de formación periódicas y la asistencia técnica disponible pueden ayudar a resolver problemas y mejorar el uso de las aplicaciones de triaje. Por ejemplo, los talleres de formación sobre las últimas actualizaciones del software de triaje pueden ayudar a los cuidadores a mantenerse al día y utilizar todas las funciones disponibles.

También hay que tener en cuenta **los retos y consideraciones éticas** asociados al uso de aplicaciones de triaje. Las cuestiones de confidencialidad de los datos, consentimiento de los pacientes y equidad en el acceso a las tecnologías son cruciales. Es importante garantizar que los datos de los pacientes estén protegidos de acuerdo con la normativa sobre confidencialidad y que los pacientes estén informados y den su consentimiento para el uso de aplicaciones de triaje. Por ejemplo, las aplicaciones deben diseñarse para proteger la información sensible y ofrecer opciones claras de consentimiento a los usuarios.

El impacto en la calidad de la atención y la eficiencia del sistema sanitario es significativo. Las aplicaciones y programas informáticos de triaje permiten una evaluación proactiva, reducen las hospitalizaciones innecesarias y mejoran la gestión de las enfermedades crónicas. También liberan recursos al reducir la necesidad de consultas presenciales para el seguimiento rutinario. Por ejemplo, el seguimiento a distancia de pacientes con insuficiencia cardíaca puede reducir los reingresos hospitalarios al permitir una gestión más cercana y una intervención rápida en caso de deterioro de la salud.

- **Innovación y futuro de la tecnología**
    - Inteligencia artificial y aprendizaje automático

La inteligencia artificial y el aprendizaje automático están transformando radicalmente el sector sanitario y ofrecen oportunidades sin precedentes para mejorar la calidad de la asistencia, optimizar los procesos y personalizar los tratamientos. Estas tecnologías permiten analizar cantidades ingentes de datos con una precisión y rapidez sin precedentes, ofreciendo perspectivas que de otro modo serían inalcanzables. Para los asistentes sanitarios, la IA y el ML se están convirtiendo en herramientas esenciales para mejorar la atención al paciente y respaldar las decisiones clínicas.

El **análisis predictivo y la prevención** son áreas en las que la IA y el ML muestran un inmenso potencial. Mediante el análisis de los datos históricos de los pacientes, estas tecnologías pueden identificar patrones y tendencias que predicen el riesgo de futuras complicaciones o enfermedades. Por ejemplo, los algoritmos de ML pueden analizar los historiales médicos electrónicos (EMR) para identificar a los pacientes con alto riesgo de desarrollar enfermedades crónicas como la diabetes o la insuficiencia cardíaca. Los cuidadores pueden utilizar esta información para aplicar intervenciones preventivas, como programas de control de peso o dietas específicas, reduciendo así la probabilidad de complicaciones graves.

El **apoyo a la toma de decisiones clínicas** es otro ámbito en el que la IA y el ML resultan especialmente útiles. Estas tecnologías pueden ofrecer recomendaciones basadas en pruebas en tiempo real, analizando los datos del paciente y comparando esta información con millones de casos similares. Por ejemplo, un sistema de IA puede ayudar a un médico a elegir el tratamiento más eficaz para un paciente basándose en datos clínicos, resultados de laboratorio e historial médico. Para los asistentes sanitarios, esto significa poder acceder a un asesoramiento clínico preciso y personalizado, mejorando así la calidad de la asistencia prestada.

El **procesamiento y la interpretación de imágenes médicas** se benefician enormemente de la IA y el ML. Las tecnologías de visión por ordenador pueden analizar radiografías, resonancias magnéticas y otras imágenes médicas con una precisión a menudo superior a la humana. Pueden detectar anomalías sutiles que los radiólogos pasarían por alto, lo que acelera el diagnóstico y el tratamiento. Por ejemplo, un algoritmo de ML puede identificar los primeros signos de cáncer de pulmón en una radiografía de tórax, lo que permite una intervención precoz y aumenta las posibilidades de supervivencia del paciente.

La **atención personalizada es** posible gracias a las capacidades analíticas de la IA y el ML. Al tener en cuenta las características individuales de los pacientes, como la genética, el estilo de vida y las preferencias, estas tecnologías pueden recomendar tratamientos e intervenciones a medida. Por ejemplo, un sistema de IA puede analizar los datos genéticos de un paciente para determinar qué quimioterapia será más eficaz para tratar su cáncer. Para los cuidadores, esto significa poder ofrecer una atención más personalizada y eficaz, mejorando los resultados para los pacientes.

La **gestión de los flujos de pacientes y los recursos** es otro ámbito en el que la IA y el ML pueden aportar mejoras significativas. Analizando datos sobre ingresos, estancias hospitalarias y altas, estas tecnologías pueden predecir picos de actividad y optimizar la asignación de recursos. Por ejemplo, un hospital puede utilizar un algoritmo de inteligencia artificial para predecir el número de pacientes que ingresarán en urgencias un día determinado, lo que permite planificar con antelación el personal y los recursos necesarios. Esto reduce los tiempos de espera, mejora la eficiencia operativa y aumenta la satisfacción de los pacientes.

Los chatbots y asistentes virtuales son aplicaciones de IA que mejoran la comunicación entre pacientes y profesionales sanitarios. Estas herramientas pueden responder a las preguntas de los pacientes, proporcionar consejos médicos básicos y ayudar a gestionar las citas. Por ejemplo, un chatbot puede guiar a un paciente a través de un cuestionario de triaje antes de una consulta, recopilando información relevante y allanando el camino para una consulta más eficaz. Para los asistentes, esto significa más tiempo para centrarse en tareas clínicas complejas, al tiempo que se garantiza que los pacientes reciben respuestas rápidas a sus preguntas.

La **investigación clínica y el desarrollo de fármacos** también se benefician de las capacidades de la IA y el ML. Estas tecnologías pueden analizar cantidades ingentes de datos clínicos y genéticos para identificar nuevas dianas terapéuticas y acelerar el desarrollo de nuevos tratamientos. Por ejemplo, los algoritmos de ML pueden analizar los resultados de los ensayos clínicos para identificar biomarcadores predictivos de la respuesta a los fármacos, lo que permite personalizar los tratamientos y mejorar las tasas de éxito.

Los sistemas de monitorización y alerta basados en IA pueden controlar continuamente las constantes vitales de los pacientes y alertar al personal médico si se detectan parámetros anormales. Por ejemplo, un sistema de monitorización en tiempo real puede detectar un descenso rápido de la saturación de oxígeno de un paciente y alertar inmediatamente a los asistentes sanitarios para que intervengan con rapidez. Esto evita complicaciones graves y mejora los resultados clínicos.

Los **retos y las consideraciones éticas** asociados al uso de la IA y el ML en la asistencia sanitaria son importantes y deben abordarse cuidadosamente. Las cuestiones de la privacidad de los datos, el sesgo algorítmico y la responsabilidad son cruciales. Es esencial garantizar que los sistemas de IA sean transparentes, justos y se utilicen de forma ética. Por ejemplo, los algoritmos de inteligencia artificial deben auditarse periódicamente para garantizar que no favorecen a determinados grupos de pacientes en detrimento de otros, y los datos de los pacientes deben protegerse de conformidad con la normativa sobre privacidad.

La **formación y educación** de los cuidadores y otros profesionales sanitarios es esencial para maximizar los beneficios de la IA y el ML. Es necesario formar a los cuidadores en el uso de herramientas basadas en IA, en la interpretación de los resultados proporcionados por estas tecnologías y en la comprensión de las limitaciones y posibles sesgos de los algoritmos. Los programas de formación continua y los talleres prácticos pueden ayudar a mantener un alto nivel de competencia y confianza en el uso de estas tecnologías. Por ejemplo, las sesiones de formación sobre el uso de asistentes virtuales y sistemas de monitorización basados en IA pueden mejorar la eficiencia y la calidad de la atención prestada.

- Robots y asistencia automatizada

Los robots y los sistemas de asistencia automatizada representan una revolución en la asistencia sanitaria, ya que ofrecen soluciones innovadoras para mejorar la calidad de la atención, aumentar la eficiencia y aligerar la carga de trabajo de los profesionales sanitarios. Estas tecnologías pueden realizar una gran variedad de tareas, desde asistir en cuidados básicos hasta llevar a cabo procedimientos médicos complejos, y están allanando el camino para una nueva era de asistencia sanitaria más accesible y segura.

La **asistencia básica** es una de las áreas en las que los robots están teniendo un impacto significativo. Los robots asistenciales pueden ayudar a los cuidadores en tareas cotidianas como mover a los pacientes, ayudarles a ir al baño, distribuirles las comidas y administrarles la medicación. Por ejemplo, un robot puede programarse para ayudar a levantar y trasladar a pacientes encamados, lo que reduce el riesgo de lesiones de los cuidadores y mejora la comodidad y seguridad del paciente. Estos robots están equipados con sensores e inteligencia artificial para navegar por los entornos asistenciales e interactuar de forma segura y eficaz con los pacientes.

La precisión y repetibilidad de las tareas realizadas por robots son especialmente beneficiosas en la atención médica. Los robots quirúrgicos, por ejemplo, pueden realizar operaciones con precisión milimétrica, reduciendo el riesgo de complicaciones y acelerando la recuperación del paciente. Los robots quirúrgicos, como el Da Vinci, se utilizan en operaciones complejas como cirugía cardíaca, gastrointestinal y urológica. Estos sistemas robóticos permiten a los cirujanos controlar los instrumentos con gran precisión a través de consolas de control, lo que mejora los resultados clínicos y reduce el tiempo de recuperación.

La asistencia a la movilidad es otro campo en el que los robots desempeñan un papel crucial. Los robots de asistencia a la movilidad, como los exoesqueletos, ayudan a los pacientes con trastornos motores a recuperar su independencia. Estos dispositivos apoyan los movimientos de los pacientes y pueden utilizarse para la rehabilitación tras un ictus, una lesión medular u otras afecciones neurológicas. Por ejemplo, un paciente parapléjico puede utilizar un exoesqueleto para ponerse de pie y caminar, lo que contribuye a mejorar su calidad de vida y a reducir las complicaciones asociadas a la inmovilidad prolongada.

Los robots de compañía ofrecen apoyo emocional y social a los pacientes, sobre todo a los que padecen enfermedades crónicas o trastornos cognitivos. Estos robots interactivos, como la foca robótica Paro o Pepper, están diseñados para interactuar con los pacientes, proporcionarles compañía y reducir la sensación de soledad. También pueden programarse para recordar a los pacientes que tomen su medicación, sigan rutinas de ejercicio o participen en actividades cognitivas. En residencias de ancianos, por ejemplo, los robots mascota pueden ayudar a dirigir sesiones de terapia de grupo, fomentando la interacción social y el bienestar de los residentes.

La gestión de la medicación es un área crítica en la que los sistemas automatizados están aportando mejoras significativas. Los robots dispensadores de medicamentos, como los dispensadores automáticos, garantizan una administración precisa y puntual de la medicación, reduciendo los errores humanos. Estos sistemas pueden almacenar y organizar los medicamentos, dispensar las dosis correctas en el momento adecuado y enviar recordatorios a pacientes y cuidadores. Por ejemplo, un robot dispensador de medicamentos en un hospital puede programarse para preparar y dispensar dosis individuales de medicación a los pacientes según su prescripción, garantizando el cumplimiento del tratamiento y la seguridad.

La telepresencia robótica permite a los profesionales sanitarios consultar y supervisar pacientes a distancia. Los robots de telepresencia están equipados con cámaras, micrófonos y pantallas que permiten a médicos y especialistas comunicarse con los pacientes, realizar exámenes visuales y supervisar los cuidados. Por ejemplo, un robot de telepresencia puede utilizarse en una unidad de cuidados intensivos para que un especialista supervise a distancia la evolución de un paciente crítico, ofreciéndole consultas y consejos en tiempo real sin necesidad de presencia física.

Los sistemas automatizados de desinfección utilizan robots para limpiar y desinfectar los entornos sanitarios con eficacia y regularidad. Estos robots utilizan tecnologías como rayos UV-C o pulverizadores desinfectantes para eliminar los patógenos de las superficies y el aire. En un hospital, por ejemplo, un robot de desinfección puede programarse para recorrer las habitaciones de los pacientes y las zonas comunes, garantizando una desinfección completa y periódica, que es crucial para prevenir las infecciones nosocomiales.

La integración de la inteligencia artificial en los robots sanitarios permite una adaptación y un aprendizaje continuos. Los robots con IA pueden analizar los datos del paciente, aprender de interacciones anteriores y adaptar su comportamiento en consecuencia. Por ejemplo, un robot de compañía dotado de IA puede ajustar sus respuestas e interacciones en función de las preferencias y necesidades específicas de cada paciente, proporcionando una asistencia más personalizada y eficaz.

Los **retos y consideraciones éticas** asociados al uso de robots y la automatización en la asistencia sanitaria deben abordarse cuidadosamente. Es esencial garantizar que los robots se utilicen respetando la dignidad y autonomía de los pacientes, y que se proteja la confidencialidad de los datos. Además, es importante garantizar que los robots complementen el trabajo de los cuidadores y no sustituyan las interacciones humanas esenciales. Por ejemplo, los robots deben utilizarse para aliviar las tareas repetitivas y físicamente exigentes, permitiendo a los cuidadores concentrarse en cuidados más complejos y personales.

La **formación y la asistencia al usuario** son esenciales para aprovechar al máximo las ventajas de los robots y los sistemas automatizados. Los cuidadores deben recibir formación para utilizar estas tecnologías, comprender su funcionalidad y gestionar las interacciones con los pacientes. Los programas de formación continua y los talleres prácticos pueden ayudar a mantener un alto nivel de competencia y confianza en el uso de robots. Por ejemplo, las sesiones de formación sobre el uso de robots de asistencia a la movilidad pueden mejorar la capacidad de los cuidadores para ayudar a los pacientes a utilizar estos dispositivos con seguridad y eficacia.

Capítulo 12
Patologías comunes en Urgencias

- **Enfermedades infecciosas y prevención**
  ◦ Tratamiento de infecciones comunes

Tratar las infecciones comunes es una parte esencial del trabajo de los auxiliares sanitarios en los servicios de salud. Las infecciones pueden ser respiratorias, urinarias, cutáneas o gastrointestinales. El tratamiento eficaz de estas infecciones es crucial para prevenir su propagación, garantizar la recuperación del paciente y mantener un entorno asistencial seguro.

La **identificación precoz de los síntomas** es el primer paso en el tratamiento de las infecciones comunes. Los cuidadores deben estar atentos a los signos y síntomas de infección, como fiebre, tos, dolor, enrojecimiento, hinchazón, secreciones y cambios en los hábitos de micción o defecación. Por ejemplo, una tos persistente acompañada de fiebre y dolor torácico puede indicar una infección respiratoria como bronquitis o neumonía.

La higiene rigurosa y la prevención desempeñan un papel crucial en la gestión de las infecciones. Los asistentes sanitarios deben seguir protocolos de higiene estrictos, incluido el lavado frecuente de manos con agua y jabón o el uso de soluciones hidroalcohólicas. El uso de guantes, mascarillas y batas de protección también es esencial cuando existe riesgo de contaminación. Por ejemplo, observar las prácticas de lavado de manos antes y después del contacto con cada paciente puede reducir considerablemente la propagación de infecciones nosocomiales.

Evaluar y documentar las infecciones permite controlar el estado del paciente y ajustar los cuidados en consecuencia. Los auxiliares asistenciales deben documentar cuidadosamente los signos de infección, las intervenciones realizadas y la respuesta del paciente al tratamiento. Esta documentación ayuda a coordinar los cuidados con otros miembros del equipo sanitario y a garantizar una atención continua y coherente. Por ejemplo, el registro de la temperatura corporal, la frecuencia de los síntomas y las observaciones clínicas en la historia clínica del paciente permite vigilar la evolución de la infección y ajustar el tratamiento en consecuencia.

La administración de los tratamientos prescritos es una tarea esencial en el tratamiento de las infecciones comunes. Los auxiliares sanitarios deben asegurarse de que los pacientes reciban los medicamentos prescritos, como antibióticos, antivirales o antifúngicos, de acuerdo con las instrucciones del médico. Esto incluye comprobar que la dosis, la vía y la frecuencia de administración son correctas. Por ejemplo, administrar un antibiótico oral con regularidad puede ayudar a combatir una infección bacteriana y prevenir la resistencia a los antibióticos.

El **apoyo y la educación del paciente** también son cruciales para una gestión eficaz de la infección. Los cuidadores deben proporcionar a los pacientes información clara y comprensible sobre la naturaleza de su infección, los tratamientos prescritos y las medidas preventivas que deben seguirse para evitar la propagación de la infección. Por ejemplo, explicar a un paciente que sufre una infección urinaria la importancia de beber mucha agua y seguir el tratamiento antibiótico completo puede ayudar a acelerar la recuperación y prevenir las recidivas.

El tratamiento de los síntomas es una parte integral del tratamiento de las infecciones. Los cuidadores deben estar atentos a la comodidad del paciente y utilizar métodos adecuados para aliviar los síntomas. Esto puede incluir la administración de analgésicos para el dolor, antipiréticos para la fiebre y antitusígenos para la tos. Por ejemplo, proporcionar tratamiento sintomático para aliviar el dolor y la fiebre en un paciente con gripe puede mejorar el confort y promover una mejor recuperación.

El **seguimiento y la evaluación continuos** del estado de los pacientes permiten detectar rápidamente cualquier complicación o deterioro de su estado de salud. Los auxiliares asistenciales deben controlar las constantes vitales, evaluar la respuesta al tratamiento y estar preparados para alertar a los médicos en caso necesario.

Por ejemplo, el control de la saturación de oxígeno en un paciente que sufre una infección respiratoria aguda permite detectar rápidamente los signos de dificultad respiratoria y tomar las medidas oportunas.

La **colaboración interdisciplinar** es esencial para el tratamiento integral de las infecciones comunes. Los auxiliares sanitarios deben colaborar estrechamente con médicos, enfermeros, farmacéuticos y otros profesionales sanitarios para garantizar un enfoque coordinado y eficaz. Esto incluye la participación en reuniones de equipo, la comunicación de observaciones clínicas y la aplicación de planes de cuidados elaborados conjuntamente. Por ejemplo, debatir casos complejos en reuniones de equipo ayuda a definir las mejores estrategias para tratar y prevenir infecciones.

Pueden ser necesarias **medidas de aislamiento y cuarentena** para evitar la propagación de infecciones contagiosas. Los asistentes sanitarios deben seguir protocolos de aislamiento adecuados, como aislar a los pacientes infectados, utilizar habitaciones individuales y llevar equipo de protección individual. Por ejemplo, en caso de infección por Clostridium difficile, aislar al paciente y reforzar las medidas de higiene puede evitar la transmisión de esta infección nosocomial altamente contagiosa.

La educación y formación continuas son cruciales para mantener actualizadas las competencias de los auxiliares sanitarios y garantizar una gestión eficaz de las infecciones. Asistir periódicamente a cursos de formación sobre nuevas prácticas, protocolos de prevención de infecciones y tratamientos innovadores ayuda a los asistentes sanitarios a mantenerse informados y competentes. Por ejemplo, asistir a talleres sobre las últimas recomendaciones para la gestión de las infecciones respiratorias puede mejorar los conocimientos y la práctica de los cuidadores en este ámbito.

- Protocolos en caso de epidemia

Los protocolos en caso de epidemia son esenciales para garantizar la seguridad de los pacientes y del personal de enfermería, controlar la propagación de la enfermedad y asegurar la continuidad de los cuidados. Los auxiliares sanitarios desempeñan un papel crucial en la aplicación de estos protocolos, que abarcan medidas de prevención, vigilancia, tratamiento y comunicación. Se necesita un enfoque estructurado y riguroso para gestionar eficazmente una epidemia y minimizar su impacto.

La **preparación y la planificación** son los primeros pasos cruciales para hacer frente a una epidemia. Esto implica desarrollar planes de contingencia detallados, que incluyan protocolos de prevención, estrategias de respuesta rápida y planes de continuidad de la actividad. Los asistentes sanitarios deben recibir formación sobre los procedimientos específicos para cada tipo de epidemia, como infecciones respiratorias, enfermedades gastrointestinales o infecciones de transmisión sanguínea. Por ejemplo, un plan de emergencia para una epidemia de gripe incluye protocolos de vacunación, medidas de aislamiento y procedimientos reforzados de desinfección.

La **vigilancia y la detección precoz** de los casos son esenciales para contener una epidemia. El personal sanitario debe estar alerta y ser capaz de identificar rápidamente los signos y síntomas de la enfermedad. Esto incluye la toma periódica de constantes vitales, la observación de los síntomas clínicos y el uso de cuestionarios de detección normalizados. Por ejemplo, durante un brote de gastroenteritis, los auxiliares asistenciales deben vigilar a los pacientes para detectar síntomas como vómitos, diarrea y dolor abdominal, e informar inmediatamente de cualquier caso sospechoso.

Las medidas de higiene y prevención de infecciones son el núcleo de los protocolos en caso de epidemia. Los asistentes sanitarios deben seguir prácticas estrictas de lavado de manos, utilizar equipos de protección individual (EPI) como guantes, mascarillas, batas y gafas protectoras, y garantizar la desinfección periódica de superficies y equipos médicos. Por ejemplo, durante una epidemia de COVID-19, el uso de mascarillas N95 y desinfectantes a base de alcohol es esencial para reducir la transmisión del virus.

El **aislamiento y la cuarentena** son medidas cruciales para controlar la propagación de la enfermedad. Los auxiliares sanitarios deben conocer y aplicar protocolos de aislamiento adecuados, como aislar a los pacientes infectados en habitaciones individuales o zonas específicas, y poner en cuarentena a las personas expuestas. También deben gestionar los flujos de pacientes para minimizar el contacto entre pacientes infectados y otras personas. Por ejemplo, en caso de epidemia de tuberculosis, los pacientes deben aislarse en salas de presión negativa para evitar la transmisión aérea del bacilo de la tuberculosis.

La **comunicación y la educación** son esenciales para garantizar una respuesta coordinada y eficaz a una epidemia. Los cuidadores deben conocer los protocolos vigentes y las actualizaciones periódicas sobre la situación de la epidemia. También deben comunicarse claramente con los pacientes y sus familias, proporcionándoles información sobre la enfermedad, las medidas de prevención y los cuidados domiciliarios. Por ejemplo, durante una epidemia de sarampión, es crucial concienciar a los padres de la importancia de la vacunación y de las medidas para prevenir las erupciones.

La gestión de los recursos y suministros médicos es crucial para mantener la continuidad de la atención durante una epidemia. Los asistentes sanitarios deben asegurarse de que las existencias de EPP, medicamentos y desinfectantes sean suficientes y estén bien gestionadas. También deben estar preparados para adaptar los protocolos en función de la disponibilidad de recursos. Por ejemplo, si escasean las mascarillas, puede ser necesario priorizar su uso para la atención directa al paciente y encontrar alternativas para otras situaciones.

El **apoyo emocional y psicológico** al personal sanitario y a los pacientes es esencial durante una epidemia. El personal sanitario debe estar alerta a los signos de estrés y angustia en colegas y pacientes, y saber cómo ofrecer el apoyo adecuado. Esto puede incluir técnicas de control del estrés, sesiones informativas y acceso a servicios de apoyo psicológico. Por ejemplo, durante una epidemia grave de gripe, los asistentes sanitarios pueden organizar sesiones de apoyo para ayudar a sus compañeros a sobrellevar la carga emocional y el estrés de la situación.

La **formación continua y los ejercicios de simulación** son esenciales para preparar a los asistentes sanitarios para responder eficazmente a una epidemia. La participación regular en cursos de formación sobre protocolos de gestión de epidemias y ejercicios de simulación ayuda a mantener un alto nivel de competencia y capacidad de respuesta. Por ejemplo, las simulaciones de una evacuación de emergencia o la gestión de una afluencia masiva de pacientes pueden ayudar a los asistentes sanitarios a prepararse para los retos logísticos y clínicos de una epidemia real.

La **evaluación y la mejora continua de los protocolos** son cruciales para aprender de epidemias pasadas y mejorar la preparación futura. Los asistentes sanitarios deben participar en auditorías post-epidémicas y en análisis de retroalimentación para identificar los puntos fuertes y las áreas de mejora. Por ejemplo, tras una epidemia de gripe, una evaluación de los protocolos de vacunación y gestión de pacientes puede revelar oportunidades para reforzar la prevención y la respuesta rápida.

- **Urgencias psiquiátricas**
  - Gestión de crisis psiquiátricas

La gestión de las crisis psiquiátricas es una parte esencial de la asistencia sanitaria, que requiere habilidades específicas y un enfoque empático. Los cuidadores desempeñan un papel crucial en la gestión de estas delicadas situaciones, garantizando la seguridad del paciente y de quienes le rodean al tiempo que proporcionan apoyo emocional e intervenciones adecuadas. Las crisis psiquiátricas pueden incluir episodios de psicosis aguda, intentos de suicidio, estados de pánico graves o comportamientos agresivos. Una gestión eficaz requiere una combinación de conocimientos clínicos, habilidades de comunicación y estrategias de intervención.

La **evaluación inicial y la detección de signos de crisis** son los primeros pasos esenciales. Los cuidadores deben estar formados para reconocer los primeros síntomas de una crisis psiquiátrica, como agitación, confusión, alucinaciones, delirios, aislamiento repentino o expresiones verbales de angustia. Una evaluación rápida y precisa ayuda a determinar la gravedad de la situación y a planificar las intervenciones necesarias. Por ejemplo, un paciente que muestre signos de psicosis aguda, como alucinaciones auditivas o visuales, requiere una evaluación inmediata para garantizar su seguridad y la de los demás.

La comunicación y la empatía son cruciales en la gestión de las crisis psiquiátricas. Los cuidadores deben utilizar técnicas de comunicación no amenazadoras y empáticas para establecer una relación de confianza con el paciente. Esto incluye escuchar activamente, mantener un contacto visual tranquilizador y utilizar un lenguaje sencillo y tranquilizador. Por ejemplo, hablar en voz baja y clara, evitando gestos bruscos, puede ayudar a calmar a un paciente en estado de pánico. La empatía ayuda a reconocer y validar los sentimientos del paciente, lo que puede reducir la ansiedad y facilitar la colaboración.

Las técnicas de desescalada son esenciales para controlar los comportamientos agresivos o violentos sin recurrir a la fuerza física. Los cuidadores deben recibir formación en estrategias de desescalada, como la creación de un entorno tranquilo, el uso de técnicas de relajación y la negociación. Por ejemplo, invitar al paciente a sentarse y respirar profundamente puede ayudar a reducir la agitación. Ofrecer opciones, siempre que sea posible, también puede dar al paciente una sensación de control y reducir la resistencia.

La **intervención farmacológica**, bajo la supervisión de un médico, puede ser necesaria para gestionar crisis psiquiátricas graves. Los auxiliares asistenciales deben ser capaces de administrar la medicación prescrita, como antipsicóticos, ansiolíticos o sedantes, y controlar los efectos secundarios. Por ejemplo, la administración de un ansiolítico puede ser necesaria para un paciente en un estado agudo de pánico. Es crucial documentar todas las intervenciones farmacológicas y comunicarse con el equipo médico para ajustar el tratamiento en función de la respuesta del paciente.

Crear un entorno seguro es esencial para gestionar las crisis psiquiátricas. Los auxiliares asistenciales deben procurar retirar los objetos potencialmente peligrosos y asegurar las zonas para evitar autolesiones o agresiones. Por ejemplo, retirar los objetos afilados y cerrar los botiquines con llave puede reducir los riesgos. En caso de comportamiento suicida, es esencial vigilar continuamente al paciente y poner en marcha medidas de protección reforzadas.

El apoyo psicológico y emocional es un componente clave en la gestión de las crisis psiquiátricas. Los cuidadores deben ofrecer apoyo continuo, manteniendo la calma y estando presentes con el paciente. Animar a los pacientes a expresar sus sentimientos y pensamientos puede ayudar a reducir la angustia emocional. Por ejemplo, pedir al paciente que hable de lo que le preocupa o de lo que siente puede proporcionarle una salida emocional y facilitar la gestión de la crisis.

La **colaboración interdisciplinar** es esencial para una gestión integral y coordinada de las crisis psiquiátricas. Los auxiliares asistenciales deben colaborar estrechamente con psiquiatras, psicólogos, enfermeras de salud mental y trabajadores sociales para elaborar y aplicar planes de asistencia individualizados. Las reuniones periódicas del equipo permiten compartir información, evaluar los progresos y ajustar las intervenciones. Por ejemplo, debatir las necesidades específicas de un paciente y elaborar un plan de alta seguro puede garantizar una transición fluida a los cuidados continuados.

La **documentación y el seguimiento de las intervenciones** son esenciales para garantizar una atención eficaz y continuada. Los auxiliares sanitarios deben registrar todas las observaciones clínicas, intervenciones y respuestas del paciente en su historia clínica. Esto incluye documentar los signos de crisis, las técnicas de desescalada utilizadas, la medicación administrada y la comunicación con el equipo médico. Por ejemplo, anotar las mejoras observadas tras la administración de medicación ansiolítica puede ayudar a ajustar el tratamiento futuro.

Educar y concienciar a los pacientes y sus familias es crucial para prevenir futuras crisis y promover una mejor gestión de la salud mental. Los cuidadores deben proporcionar información sobre la naturaleza de la enfermedad mental, los posibles desencadenantes de las crisis y las estrategias para gestionar el estrés. Implicar a las familias en el proceso asistencial puede ofrecer un apoyo adicional al paciente y mejorar la comprensión de la enfermedad. Por ejemplo, explicar a los familiares cómo reconocer los primeros signos de una crisis y cómo reaccionar adecuadamente puede reforzar la red de apoyo del paciente.

La **formación continua y el desarrollo profesional** de los auxiliares asistenciales son esenciales para mantener actualizadas las competencias y mejorar la calidad de la asistencia en salud mental. Participar en cursos de formación sobre nuevas técnicas de gestión de crisis, tratamientos innovadores y mejores prácticas clínicas ayuda a los asistentes a mantenerse informados y competentes. Por ejemplo, asistir a cursos de formación sobre intervención en crisis y estrategias de desescalada puede mejorar la capacidad de los cuidadores para gestionar situaciones complejas con eficacia.

- Colaboración con los servicios de salud mental

La colaboración con los servicios de salud mental es esencial para ofrecer una atención integral y holística a los pacientes. Esta colaboración combina las competencias de los auxiliares asistenciales con la experiencia de los profesionales de la salud mental, lo que garantiza una gestión adecuada y coordinada de los trastornos mentales. Un enfoque integrado facilita el diagnóstico, el tratamiento y el seguimiento de los pacientes, al tiempo que garantiza su bienestar general.

La evaluación inicial y el cribado son los primeros pasos en la colaboración entre los asistentes y los servicios de salud mental. Los cuidadores desempeñan un papel crucial en la identificación de los primeros signos de problemas de salud mental en los pacientes. Observando el comportamiento, las emociones y las interacciones sociales, pueden detectar síntomas como ansiedad, depresión, psicosis o trastornos del estado de ánimo. Por ejemplo, un cuidador puede darse cuenta de que un paciente se aísla cada vez más y muestra signos de depresión, lo que puede desencadenar una nueva evaluación por parte de un profesional de la salud mental.

La **comunicación y el intercambio de información** son esenciales para una colaboración eficaz. Los auxiliares asistenciales deben transmitir a los profesionales de la salud mental la información pertinente sobre el estado del paciente, su historial médico y los comportamientos observados. Esta comunicación bidireccional permite crear una imagen completa del paciente y planificar las intervenciones adecuadas. Por ejemplo, compartir observaciones sobre cambios de humor o episodios de confusión puede ayudar a psiquiatras y psicólogos a afinar sus diagnósticos y planes de tratamiento.

La participación en reuniones de equipos multidisciplinares es una práctica habitual en los centros sanitarios que fomenta la colaboración. Estas reuniones reúnen a auxiliares de cuidados, enfermeros, psiquiatras, psicólogos, trabajadores sociales y otros profesionales sanitarios para debatir los casos de los pacientes y elaborar planes de atención integrados. Los auxiliares aportan su perspectiva única, basada en interacciones cotidianas y observaciones directas, que enriquecen el debate y contribuyen a tomar decisiones mejor informadas. Por ejemplo, en una reunión sobre un caso, un cuidador puede compartir información sobre cómo está respondiendo un paciente a las intervenciones diarias, lo que puede influir en los ajustes del tratamiento.

Elaborar planes de atención personalizados es una tarea de colaboración que integra las aportaciones de varios profesionales sanitarios. Los auxiliares asistenciales colaboran estrechamente con los servicios de salud mental para elaborar planes asistenciales que respondan a las necesidades específicas de los pacientes. Estos planes pueden incluir terapias psicológicas, intervenciones farmacológicas, actividades de rehabilitación y medidas de apoyo social. Por ejemplo, un plan de cuidados para un paciente con esquizofrenia puede combinar medicación antipsicótica, sesiones de terapia cognitiva y conductual y actividades de reinserción social.

La **administración y el seguimiento del tratamiento** son aspectos cruciales de la colaboración. Los auxiliares asistenciales desempeñan un papel clave en la administración de la medicación prescrita por los psiquiatras y el control de los efectos secundarios. También son responsables de garantizar que los pacientes sigan los regímenes de tratamiento y de informar de cualquier incumplimiento o efecto adverso. Por ejemplo, un auxiliar de cuidados puede encargarse de supervisar la toma diaria de medicación de un paciente y de documentar cualquier cambio de comportamiento o de los síntomas.

El apoyo emocional y psicológico que prestan los asistentes complementa las intervenciones de los profesionales de la salud mental. Los cuidadores proporcionan una presencia tranquilizadora y apoyo diario, ayudando a los pacientes a gestionar el estrés y las emociones difíciles. Utilizan técnicas de comunicación empática para animar a los pacientes a expresar sus sentimientos y participar activamente en su propia recuperación.

Por ejemplo, al escuchar activamente a un paciente que expresa sus preocupaciones, un cuidador puede proporcionar un apoyo emocional crucial y reforzar la relación terapéutica.

La **intervención en crisis y la gestión de las urgencias psiquiátricas** requieren una estrecha coordinación entre los auxiliares asistenciales y los servicios de salud mental. Cuando un paciente muestra signos de crisis, como comportamiento suicida o agitación grave, los auxiliares asistenciales deben intervenir rápida y adecuadamente. Siguen los protocolos establecidos para garantizar la seguridad del paciente y de quienes le rodean, al tiempo que alertan a los profesionales de salud mental para que realicen una evaluación urgente. Por ejemplo, en caso de crisis suicida, un auxiliar puede garantizar la seguridad inmediata del paciente vigilándolo de cerca y poniéndose rápidamente en contacto con el psiquiatra de guardia.

La **rehabilitación y la reinserción social** son objetivos importantes cuando se trabaja con servicios de salud mental. Los auxiliares asistenciales participan en programas de rehabilitación destinados a mejorar las habilidades sociales de los pacientes, la gestión de los síntomas y su independencia. Trabajan con terapeutas ocupacionales, educadores especiales y trabajadores sociales para organizar actividades que fomenten la reinserción social y mejoren la calidad de vida. Por ejemplo, organizar talleres de grupo sobre habilidades de la vida diaria o acompañar a los pacientes en salidas a la comunidad puede favorecer su rehabilitación e integración social.

La **formación continua** de los auxiliares asistenciales es esencial para mantener un alto nivel de competencia en el tratamiento de los trastornos mentales. Los auxiliares asistenciales deben asistir periódicamente a cursos de formación sobre buenas prácticas en salud mental, nuevas terapias y técnicas de comunicación eficaces. Esto les permite mantenerse al día de los avances en este campo y mejorar continuamente la calidad de la atención. Por ejemplo, la formación en técnicas de intervención en crisis o de desescalada puede reforzar la capacidad de los cuidadores para gestionar eficazmente situaciones complejas.

La concienciación y la educación de las familias también son cruciales en la gestión de los problemas de salud mental. Los cuidadores colaboran con los servicios de salud mental para ofrecer recursos e información a las familias de los pacientes. Esto incluye sesiones educativas sobre trastornos mentales, consejos sobre el manejo de los síntomas en casa y estrategias de apoyo. Por ejemplo, organizar reuniones con las familias para hablar de la evolución del paciente y ofrecer consejos prácticos puede reforzar el apoyo familiar y mejorar los resultados del tratamiento.

- **Toxicología e intoxicación**
    ◦ Tratamiento de las intoxicaciones medicamentosas

Tratar una intoxicación por medicamentos es una tarea compleja y crítica que requiere una respuesta rápida y coordinada. Los auxiliares sanitarios desempeñan un papel esencial a la hora de reconocer los signos de intoxicación, aplicar las medidas de primeros auxilios y coordinarse con otros profesionales sanitarios para garantizar un tratamiento eficaz. El tratamiento adecuado de la intoxicación medicamentosa requiere una combinación de conocimientos clínicos, habilidades de comunicación y capacidad de respuesta rápida.

La **identificación precoz de los signos y síntomas** es el primer paso crucial. Los cuidadores deben estar formados para reconocer los signos de intoxicación medicamentosa, que pueden variar en función del tipo y la dosis del medicamento ingerido. Los síntomas más frecuentes son náuseas, vómitos, dolor abdominal, mareos, convulsiones, confusión, somnolencia excesiva, respiración lenta y alteraciones del ritmo cardiaco. Por ejemplo, la intoxicación por opioides puede manifestarse como depresión respiratoria grave y contracción de las pupilas.

Una evaluación rápida y precisa es esencial para determinar la gravedad de la intoxicación. Los cuidadores deben recopilar información crucial, como el nombre del fármaco, la dosis ingerida, la hora de la ingestión y los síntomas observados. Esta evaluación inicial sirve para orientar la actuación inmediata y proporcionar información precisa a los profesionales sanitarios. Por ejemplo, en caso de intoxicación por paracetamol, conocer la hora exacta de la ingestión es crucial para decidir el tratamiento adecuado, como la administración de carbón activado o N-acetilcisteína.

Las medidas de primeros auxilios suelen ser necesarias antes de que llegue la ayuda médica o de que el paciente sea trasladado al hospital. Los cuidadores deben saber cómo estabilizar al paciente y evitar que su estado empeore. Esto puede incluir la colocación del paciente en decúbito lateral para evitar la aspiración en caso de vómitos, la administración de carbón activado para limitar la absorción del fármaco en el tracto gastrointestinal o la monitorización de las constantes vitales. Por ejemplo, en el caso de una intoxicación por benzodiacepinas, la administración de carbón activado puede ser apropiada si la ingestión se ha producido en la hora anterior.

La **comunicación eficaz con los servicios de emergencia** es vital para garantizar una atención rápida y adecuada. Los cuidadores deben facilitar información clara y precisa a los equipos de emergencia, incluidos los signos y síntomas observados, las intervenciones ya realizadas y los detalles de la medicación ingerida. Esta comunicación permite a los profesionales sanitarios preparar las intervenciones necesarias antes de que llegue el paciente. Por ejemplo, informar al equipo de urgencias de que un paciente ha ingerido una gran cantidad de antidepresivos tricíclicos puede permitirles preparar tratamientos específicos, como la administración de bicarbonato sódico para tratar las arritmias cardiacas.

La **administración de antídotos y tratamientos específicos** es una etapa clave en el tratamiento de la intoxicación por drogas.

Los auxiliares asistenciales deben seguir protocolos médicos para administrar antídotos específicos cuando sea necesario. Por ejemplo, en caso de intoxicación por opiáceos, la administración de naloxona puede revertir rápidamente los efectos depresivos sobre el sistema respiratorio. Es crucial vigilar cuidadosamente a los pacientes tras la administración de antídotos para detectar cualquier reaparición de síntomas o efectos secundarios.

La **monitorización y evaluación continuas** son esenciales para garantizar la estabilidad del paciente y detectar cualquier complicación. Los cuidadores deben controlar periódicamente las constantes vitales, evaluar la respuesta al tratamiento y estar preparados para intervenir si el estado del paciente se deteriora. Por ejemplo, en caso de intoxicación por litio, es necesario un seguimiento continuo de los niveles de litio en sangre, la función renal y el estado neurológico para prevenir complicaciones graves.

La educación y la prevención desempeñan un papel importante en el tratamiento de las intoxicaciones medicamentosas. Los asistentes sanitarios deben concienciar a los pacientes y a sus familias de los riesgos asociados al uso de medicamentos, los signos de intoxicación y las medidas que deben tomarse en caso de sobredosis. Esto incluye consejos sobre el manejo seguro de los medicamentos, la lectura cuidadosa de las etiquetas y las recetas, y la consulta rápida a un profesional sanitario en caso de duda. Por ejemplo, explicar a los pacientes los peligros de mezclar sedantes con alcohol puede prevenir posibles intoxicaciones.

La **colaboración interdisciplinar** es crucial para el tratamiento integral y eficaz de las intoxicaciones medicamentosas. Los auxiliares sanitarios deben trabajar en estrecha colaboración con médicos, farmacéuticos, enfermeros y especialistas en toxicología para elaborar y aplicar planes de tratamiento adecuados. Esta colaboración permite compartir la información pertinente, coordinar las intervenciones y garantizar la atención continua del paciente. Por ejemplo, un auxiliar asistencial puede trabajar con un farmacéutico para comprobar las posibles interacciones entre medicamentos y ajustar los tratamientos en consecuencia.

La **documentación y el seguimiento rigurosos** son esenciales para garantizar la continuidad de los cuidados y la evaluación de las intervenciones. Los auxiliares asistenciales deben registrar en la historia clínica del paciente todas las observaciones clínicas, los tratamientos administrados, las respuestas a los tratamientos y las comunicaciones con otros profesionales sanitarios. Esta documentación permite controlar los cambios en el estado del paciente y ajustar los cuidados según sea necesario. Por ejemplo, el registro de los niveles de conciencia y las constantes vitales tras la administración de naloxona permite controlar la eficacia del tratamiento y detectar cualquier reaparición de los síntomas.

La **formación continua y la mejora de las habilidades** de los asistentes sanitarios son esenciales para mantener un alto nivel de competencia en el tratamiento de las intoxicaciones medicamentosas. La asistencia periódica a cursos de formación sobre nuevas prácticas, antídotos emergentes y protocolos de gestión garantiza que los asistentes sanitarios permanezcan informados y sean competentes. Por ejemplo, la asistencia a cursos de formación sobre los últimos avances en toxicología clínica puede mejorar la capacidad de los asistentes sanitarios para gestionar eficazmente las urgencias por intoxicación medicamentosa.

- Gestión de sobredosis e intoxicaciones

La gestión de las sobredosis y las intoxicaciones es un componente crítico de la asistencia sanitaria, que requiere una respuesta rápida y coordinada para evitar consecuencias potencialmente mortales. Los auxiliares sanitarios desempeñan un papel esencial en la detección precoz, la intervención inmediata y la coordinación con otros profesionales sanitarios para garantizar un tratamiento eficaz. El éxito de la gestión depende de unos sólidos conocimientos clínicos, habilidades de comunicación y la capacidad de responder rápida y adecuadamente.

La **identificación precoz de los signos y síntomas** es el primer paso crucial. Los cuidadores deben ser capaces de reconocer rápidamente los signos de sobredosis o intoxicación, que pueden variar en función de la sustancia ingerida. Los síntomas más comunes pueden ser náuseas, vómitos, dolor abdominal, mareos, convulsiones, confusión, somnolencia excesiva, respiración lenta y cambios en la frecuencia cardiaca. Por ejemplo, una sobredosis de opioides suele manifestarse con depresión respiratoria grave, pupilas contraídas y pérdida de conciencia.

Una evaluación rápida y precisa es esencial para determinar la gravedad de la intoxicación y orientar las intervenciones iniciales. Los cuidadores deben recopilar información crucial, como el nombre de la sustancia, la cantidad ingerida, la hora de la ingestión y los síntomas observados. Esta evaluación permite tomar decisiones sobre las medidas inmediatas que deben adoptarse y transmitir información precisa a los servicios de emergencia. Por ejemplo, en caso de sobredosis de paracetamol, conocer la hora exacta de la ingestión es crucial para decidir el tratamiento, como la administración de carbón activado o N-acetilcisteína.

Las medidas de primeros auxilios suelen ser necesarias antes de que llegue la ayuda médica o de que el paciente sea trasladado al hospital. Los cuidadores deben estabilizar al paciente y evitar que su estado empeore. Esto puede incluir la colocación del paciente en decúbito lateral para evitar la aspiración en caso de vómitos, la administración de carbón activado para limitar la absorción de la sustancia en el tracto gastrointestinal o la monitorización de las constantes vitales. Por ejemplo, en caso de sobredosis de benzodiacepinas, la administración de carbón activado puede ser apropiada si la ingestión se ha producido en la hora anterior.

La **comunicación eficaz con los servicios de emergencia** es vital para garantizar una atención rápida y adecuada. Los cuidadores deben facilitar información clara y precisa a los equipos de emergencia, incluidos los signos y síntomas observados, las intervenciones ya realizadas y los detalles de la sustancia ingerida. Esta comunicación permite a los profesionales sanitarios preparar las intervenciones necesarias antes de que llegue el paciente. Por ejemplo, informar al equipo de urgencias de que un paciente ha ingerido una gran cantidad de antidepresivos tricíclicos puede ayudarles a preparar tratamientos específicos, como la administración de bicarbonato sódico para tratar las arritmias cardiacas.

La administración de antídotos y tratamientos específicos es un paso clave en el tratamiento de las sobredosis y las intoxicaciones. Los cuidadores deben seguir protocolos médicos para la administración de antídotos específicos cuando sea necesario. Por ejemplo, en el caso de una sobredosis de opiáceos, la administración de naloxona puede revertir rápidamente los efectos depresores sobre el sistema respiratorio. Es crucial vigilar cuidadosamente a los pacientes tras la administración de antídotos para detectar cualquier reaparición de síntomas o efectos secundarios.

La **monitorización y evaluación continuas** son esenciales para garantizar la estabilidad del paciente y detectar cualquier complicación. Los cuidadores deben controlar periódicamente las constantes vitales, evaluar la respuesta al tratamiento y estar preparados para intervenir si el estado del paciente se deteriora. Por ejemplo, en caso de intoxicación por litio, es necesario un seguimiento continuo de los niveles de litio en sangre, la función renal y el estado neurológico para prevenir complicaciones graves.

La educación y la prevención desempeñan un papel importante en el tratamiento de las sobredosis y las intoxicaciones. Los cuidadores deben concienciar a los pacientes y sus familias de los riesgos asociados al consumo de sustancias, los signos de sobredosis y qué hacer en caso de sobredosis. Esto incluye consejos sobre el manejo seguro de los medicamentos, la lectura cuidadosa de las etiquetas y las recetas, y la consulta rápida a un profesional sanitario en caso de duda. Por ejemplo, explicar a los pacientes los peligros de mezclar sedantes con alcohol puede prevenir posibles intoxicaciones.

La **colaboración interdisciplinar** es crucial para una gestión integral y eficaz de las sobredosis y las intoxicaciones. Los auxiliares sanitarios deben trabajar en estrecha colaboración con médicos, farmacéuticos, enfermeros y especialistas en toxicología para elaborar y aplicar planes de tratamiento adecuados. Esta colaboración permite compartir la información pertinente, coordinar las intervenciones y garantizar la atención continua del paciente. Por ejemplo, un auxiliar asistencial puede trabajar con un farmacéutico para comprobar posibles interacciones entre medicamentos y ajustar los tratamientos en consecuencia.

La **documentación y el seguimiento rigurosos** son esenciales para garantizar la continuidad de los cuidados y la evaluación de las intervenciones. Los auxiliares asistenciales deben registrar en la historia clínica del paciente todas las observaciones clínicas, los tratamientos administrados, las respuestas a los tratamientos y las comunicaciones con otros profesionales sanitarios. Esta documentación permite controlar los cambios en el estado del paciente y ajustar los cuidados según sea necesario. Por ejemplo, el registro de los niveles de conciencia y las constantes vitales tras la administración de naloxona permite controlar la eficacia del tratamiento y detectar cualquier reaparición de los síntomas.

La **formación continua y la mejora de las capacidades** de los auxiliares sanitarios son esenciales para mantener un alto nivel de competencia en el tratamiento de las sobredosis y las intoxicaciones. Participar en cursos de formación periódicos sobre nuevas prácticas, antídotos emergentes y protocolos de gestión ayuda a los asistentes sanitarios a mantenerse informados y competentes. Por ejemplo, asistir a cursos de formación sobre los últimos avances en toxicología clínica puede mejorar la capacidad de los asistentes sanitarios para gestionar eficazmente las urgencias por intoxicación.

Capítulo 14
Emergencia en situaciones de crisis

- **Gestión de catástrofes naturales y accidentes graves**
  - Planes de emergencia y coordinación interdepartamental

Los planes de emergencia y la coordinación interdepartamental son esenciales para garantizar una respuesta rápida y eficaz a las situaciones de crisis. Estos planes permiten estructurar las intervenciones, movilizar los recursos necesarios y garantizar una comunicación fluida entre los distintos servicios sanitarios. Los auxiliares sanitarios desempeñan un papel crucial en la aplicación de estos planes, garantizando que los pacientes reciban la atención adecuada y colaborando estrechamente con otros profesionales sanitarios.

La **preparación y la planificación** son los primeros pasos en la elaboración de planes de emergencia. Los centros sanitarios deben disponer de protocolos detallados para distintos tipos de crisis, como catástrofes naturales, epidemias, incidentes químicos, biológicos, radiológicos y nucleares (QBRN) y afluencia masiva de pacientes. Estos planes deben incluir procedimientos específicos de evacuación, triaje, tratamiento de pacientes y movilización de recursos. Los asistentes sanitarios deben recibir formación sobre estos protocolos y participar periódicamente en ejercicios de simulación para garantizar que están preparados para responder eficazmente en caso de emergencia.

El triaje y la evaluación inicial son pasos cruciales en la gestión de emergencias. Los cuidadores deben ser capaces de clasificar a los pacientes con rapidez y precisión para determinar la prioridad de los cuidados. Esto incluye evaluar las constantes vitales, los síntomas y las lesiones, así como utilizar sistemas de clasificación de emergencias como START (Simple Triage and Rapid Treatment). Por ejemplo, en caso de siniestro masivo, los auxiliares deben ser capaces de distinguir entre los pacientes que requieren una intervención inmediata y los que pueden esperar, a fin de maximizar las posibilidades de supervivencia y reducir la morbilidad.

La **comunicación y la coordinación** entre los distintos servicios sanitarios son esenciales para una respuesta eficaz. Los auxiliares sanitarios deben trabajar en estrecha colaboración con médicos, enfermeros, técnicos médicos, servicios de emergencia y autoridades sanitarias. Una comunicación clara y rápida permite compartir información vital, coordinar las intervenciones y atender a los pacientes de forma continuada. Por ejemplo, durante una epidemia, la coordinación entre los servicios de salud pública, los hospitales y los laboratorios de diagnóstico es esencial para vigilar la propagación de la enfermedad y aplicar las medidas de control adecuadas.

La **movilización de recursos y suministros** es un componente clave de la planificación de emergencias. Los cuidadores deben asegurarse de que las existencias de equipos de protección individual (EPI), medicamentos, equipos médicos y suministros esenciales sean suficientes y accesibles. También deben saber cómo utilizar estos recursos de forma eficaz y racional en función de las necesidades prioritarias. Por ejemplo, durante una crisis sanitaria, es crucial gestionar las existencias de mascarillas, guantes, desinfectantes y otros EPP para proteger a los trabajadores sanitarios y a los pacientes.

La **intervención y el manejo de los pacientes** durante una emergencia requieren habilidades específicas y una rápida adaptación a las circunstancias. Los auxiliares asistenciales deben ser capaces de estabilizar a los pacientes, administrar los tratamientos necesarios, controlar las constantes vitales y documentar rigurosamente todas las intervenciones. Por ejemplo, en caso de intoxicación masiva, deben saber administrar antídotos, proporcionar cuidados de apoyo y coordinar los traslados a centros especializados si es necesario.

El **apoyo psicológico y emocional** a los pacientes, sus familias y el personal asistencial también es crucial durante una crisis. El personal asistencial debe ofrecer una escucha atenta, consejos tranquilizadores e intervenciones para reducir el estrés y la ansiedad. Por ejemplo, en caso de catástrofe natural, pueden organizar sesiones informativas y de apoyo psicológico para ayudar a los afectados a superar el trauma y la pérdida.

La **documentación y el seguimiento de las intervenciones** son esenciales para la gestión eficaz de las emergencias y la mejora continua de los planes de emergencia. Los asistentes sanitarios deben registrar todas las medidas adoptadas, los tratamientos administrados y las respuestas de los pacientes en historias clínicas detalladas. Esta documentación permite aprender de las intervenciones anteriores, identificar los puntos fuertes y las áreas de mejora, y preparar informes para las autoridades sanitarias y los organismos reguladores.

La **formación continua y los ejercicios de simulación** son esenciales para mantener las competencias y la capacidad de reacción de los asistentes sanitarios en caso de emergencia. Participar periódicamente en cursos de formación sobre las últimas prácticas de gestión de emergencias, nuevas tecnologías y protocolos actualizados garantiza estar preparado para cualquier eventualidad. Los ejercicios de simulación, ya sean de mesa o a escala real, brindan una valiosa oportunidad para poner a prueba los planes de emergencia, detectar lagunas y reforzar la coordinación interdepartamental.

La **evaluación y la mejora continua** de los planes de emergencia son cruciales para garantizar su eficacia. Después de cada incidente o ejercicio, es importante llevar a cabo una evaluación completa de las medidas adoptadas, los resultados obtenidos y los retos encontrados. Los cuidadores deben participar en estas evaluaciones, compartiendo sus experiencias y haciendo recomendaciones para mejorar los protocolos existentes. Por ejemplo, un análisis posterior al incidente puede revelar necesidades adicionales de formación o recursos, lo que permitirá reforzar la preparación en el futuro.

- Atención a víctimas en masa

La gestión de víctimas en masa, también conocida como gestión de incidentes con múltiples víctimas (MCI, por sus siglas en inglés), es una tarea compleja y exigente que requiere una respuesta rápida, coordinada y eficaz. Los auxiliares sanitarios desempeñan un papel crucial en este proceso, realizando el triaje, la estabilización y el tratamiento inicial de las víctimas, al tiempo que colaboran estrechamente con otros profesionales sanitarios y con los servicios de emergencia. El éxito de la gestión de los IVM depende de la existencia de planes de emergencia bien elaborados, protocolos claros y una formación continua.

La evaluación inicial y el triaje son pasos cruciales en la gestión de los IVM. El triaje permite determinar rápidamente la gravedad de las lesiones de cada víctima y priorizar la atención en función de la urgencia médica. Los cuidadores deben recibir formación para utilizar sistemas de triaje normalizados, como START (Simple Triage and Rapid Treatment), que clasifica a los pacientes en categorías en función de la gravedad de su estado y de su necesidad de atención inmediata. Por ejemplo, las víctimas con constantes vitales inestables, hemorragias graves o problemas respiratorios tienen prioridad para recibir atención urgente.

Establecer una zona de triaje es esencial para organizar la atención a las víctimas. Esta zona debe estar cerca del lugar del incidente, pero lo suficientemente alejada para garantizar la seguridad de los socorristas y las víctimas. Los asistentes sanitarios deben ayudar a instalar los puestos de triaje, las zonas de tratamiento y las zonas de espera. También deben asegurarse de que el equipo médico necesario, como camillas, botiquines de primeros auxilios y dispositivos de estabilización, esté disponible y listo para su uso.

La **estabilización de las víctimas** es una etapa crítica antes de su traslado a centros médicos. Los cuidadores deben ser capaces de administrar primeros auxilios para estabilizar las constantes vitales de las víctimas, controlar las hemorragias, inmovilizar las fracturas y garantizar la permeabilidad de las vías respiratorias.

Por ejemplo, el uso de torniquetes para detener hemorragias masivas o de collarines cervicales para proteger a las víctimas de traumatismos medulares es esencial para prevenir complicaciones graves.

La **comunicación y la coordinación** entre los distintos servicios de emergencia y los establecimientos sanitarios son vitales para la gestión eficaz de los IVM. Los cuidadores deben transmitir información precisa sobre el estado de las víctimas, las intervenciones realizadas y los cuidados adicionales necesarios. Una comunicación clara y rápida permite dirigir a las víctimas a los centros asistenciales adecuados y garantiza una atención continuada. Por ejemplo, informar a los servicios de urgencias de los hospitales de la llegada inminente de víctimas en estado crítico permite preparar los recursos necesarios para recibirlas y tratarlas.

La **gestión de recursos y suministros** es un componente clave de la gestión de las IVM. Los cuidadores deben asegurarse de que las existencias de equipos médicos, medicamentos y equipos de protección personal (EPP) sean suficientes y estén bien gestionadas. También deben estar preparados para improvisar y utilizar eficazmente los recursos disponibles en función de las necesidades prioritarias. Por ejemplo, si hay escasez de camillas, se puede considerar el uso de mantas para transportar a las víctimas.

El apoyo psicológico y emocional a las víctimas y sus familias también es crucial. Los cuidadores deben ofrecer una escucha atenta, consejos tranquilizadores e intervenciones para reducir el estrés y la ansiedad de las víctimas. También deben ser capaces de detectar signos de malestar psicológico y remitir a las víctimas a profesionales especializados si es necesario. Por ejemplo, tras un incidente traumático, ofrecer apoyo emocional e información clara sobre los siguientes pasos del tratamiento puede ayudar a disipar los temores de las víctimas.

La documentación y el seguimiento de las intervenciones son esenciales para garantizar la continuidad de la atención y la mejora continua de los protocolos de gestión del IVM. Los auxiliares asistenciales deben registrar todas las medidas adoptadas, los tratamientos administrados y las respuestas de las víctimas en historias clínicas detalladas. Esta documentación permite aprender de las intervenciones anteriores, identificar los puntos fuertes y las áreas de mejora, y preparar informes para las autoridades de salud pública y los organismos reguladores. Por ejemplo, el registro de los detalles del triaje y la atención administrada sobre el terreno permite seguir la evolución de las víctimas y ajustar la atención en consecuencia.

La **formación continua y los ejercicios de simulación** son esenciales para mantener las competencias y la capacidad de respuesta de los asistentes sanitarios en caso de IMV. Participar en cursos de formación periódicos sobre las últimas prácticas de gestión de emergencias, las nuevas tecnologías y los protocolos actualizados garantiza estar preparado para cualquier eventualidad. Los ejercicios de simulación, ya sean de mesa o a escala real, ofrecen una valiosa oportunidad para poner a prueba los planes de emergencia, detectar lagunas y reforzar la coordinación interdepartamental. Por ejemplo, los ejercicios de simulación de catástrofes ayudan a garantizar que los planes de triaje y tratamiento sean eficaces y que los auxiliares asistenciales estén preparados para intervenir en situaciones reales.

La **evaluación y la mejora continua de los protocolos** son cruciales para garantizar su eficacia. Después de cada incidente o ejercicio, es importante llevar a cabo una evaluación completa de las medidas adoptadas, los resultados obtenidos y los retos encontrados. Los cuidadores deben participar en estas evaluaciones, compartiendo sus experiencias y haciendo recomendaciones para mejorar los protocolos existentes. Por ejemplo, un análisis posterior al incidente puede revelar necesidades adicionales de formación o recursos, lo que permitirá reforzar la preparación en el futuro.

- **Seguridad en urgencias**
  - Protocolos de seguridad para el personal y los pacientes

La seguridad del personal y los pacientes es una prioridad absoluta en los centros sanitarios. Es esencial disponer de protocolos de seguridad rigurosos para prevenir incidentes, minimizar riesgos y garantizar un entorno asistencial seguro. Los auxiliares sanitarios desempeñan un papel crucial en la aplicación y el cumplimiento de estos protocolos, garantizando la protección de todas las personas en los centros sanitarios.

La **formación continua y la sensibilización** son las piedras angulares de los protocolos de seguridad. Los asistentes sanitarios deben recibir formación periódica sobre prácticas de seguridad, procedimientos de emergencia y protocolos específicos de su centro. Esta formación debe incluir sesiones sobre control de infecciones, gestión de equipos de protección individual (EPI), manipulación segura de sustancias peligrosas y procedimientos de evacuación en caso de incendio o catástrofe natural. Por ejemplo, los talleres prácticos sobre el uso de EPI pueden ayudar a reducir el riesgo de contaminación cruzada y proteger la salud de los pacientes y el personal.

La **prevención de infecciones** es un aspecto crucial de la seguridad en los centros sanitarios. Los asistentes sanitarios deben seguir protocolos estrictos para la higiene de las manos, el uso de EPI y la desinfección de superficies y equipos médicos. El lavado de manos debe realizarse de acuerdo con las recomendaciones de la Organización Mundial de la Salud (OMS), especialmente antes y después de cada contacto con un paciente, después de tocar superficies contaminadas y después de quitarse los guantes. Por ejemplo, el uso de soluciones hidroalcohólicas para desinfectar las manos entre tratamientos puede reducir considerablemente la transmisión de patógenos.

La **gestión de riesgos y la seguridad de los equipos** son esenciales para prevenir accidentes y lesiones. Los asistentes sanitarios deben recibir formación sobre el uso seguro de los equipos médicos y el reconocimiento de los riesgos potenciales. Esto incluye la comprobación periódica de los equipos en busca de averías, el uso correcto de los dispositivos de elevación para evitar lesiones musculoesqueléticas y la aplicación de técnicas seguras de manipulación de pacientes. Por ejemplo, el uso de una grúa para trasladar a un paciente encamado puede evitar lesiones de espalda a los asistentes sanitarios.

La **seguridad de la** medicación es una prioridad para proteger a los pacientes de los errores de medicación. Los auxiliares asistenciales deben seguir protocolos estrictos para la preparación, administración y documentación de los medicamentos. Esto incluye la comprobación de las recetas, el doble control de las dosis, la administración de los medicamentos según los programas prescritos y el seguimiento de las reacciones de los pacientes. Por ejemplo, la regla de los "cinco correctos" (paciente correcto, fármaco correcto, dosis correcta, vía correcta, momento correcto) debe aplicarse rigurosamente en cada administración de medicamentos.

La gestión de sustancias peligrosas requiere protocolos específicos para garantizar la seguridad del personal y los pacientes. Los asistentes sanitarios deben recibir formación sobre la manipulación segura de productos químicos, fármacos citotóxicos y residuos médicos. Esto incluye el uso de EPI adecuados, el almacenamiento seguro de sustancias peligrosas y la aplicación de procedimientos de limpieza en caso de derrame. Por ejemplo, cuando se manipulan fármacos quimioterapéuticos, deben llevarse guantes, batas y gafas protectoras para evitar la exposición.

La seguridad contra incendios y los procedimientos de evacuación son cruciales para proteger a los ocupantes de los centros sanitarios en caso de incendio o catástrofe. Los asistentes sanitarios deben conocer los planes de evacuación, la ubicación de las salidas de emergencia y los procedimientos para alertar a los servicios de emergencia y evacuar a los pacientes de forma segura. Deben organizarse simulacros periódicos de evacuación para garantizar que todo el personal esté preparado para responder con rapidez y eficacia. Por ejemplo, saber utilizar los extintores y las mantas ignífugas puede ayudar a contener un incendio menor hasta que lleguen los bomberos.

La seguridad psicológica y emocional también es esencial para el bienestar del personal y los pacientes. El personal sanitario debe estar formado para reconocer los signos de estrés, agotamiento y malestar psicológico en sí mismo y en los demás. Los programas de apoyo psicológico, las sesiones informativas tras incidentes traumáticos y las iniciativas de bienestar en el lugar de trabajo pueden ayudar a mantener un entorno laboral saludable. Por ejemplo, ofrecer sesiones de meditación o yoga puede ayudar a reducir el estrés y mejorar la resistencia del personal.

La **protección contra la violencia y las agresiones** es prioritaria para garantizar la seguridad del personal y los pacientes. Los cuidadores deben estar formados en técnicas de desescalada para gestionar comportamientos agresivos y en procedimientos de seguridad para proteger su integridad física. Esto incluye establecer protocolos para informar y responder a incidentes de violencia, crear entornos seguros y colaborar con los servicios de seguridad. Por ejemplo, disponer de botones de alarma en las consultas y protocolos claros para pedir ayuda en caso de necesidad puede mejorar la seguridad.

La **gestión de la información confidencial** es crucial para proteger la intimidad del paciente y cumplir la normativa sobre confidencialidad. Los asistentes sanitarios deben seguir protocolos estrictos de recogida, almacenamiento y comunicación de información médica. Esto incluye el uso de sistemas de historiales médicos electrónicos seguros, la protección de las pantallas de los ordenadores con contraseñas y la evitación de conversaciones delicadas en zonas públicas. Por ejemplo, el uso de códigos de acceso a los sistemas informáticos y la formación en la gestión segura de la información de los pacientes son medidas esenciales.

La **evaluación y la mejora continua de los protocolos de seguridad** son esenciales para garantizar su eficacia. Los cuidadores deben participar en auditorías periódicas, evaluaciones de riesgos y revisiones de protocolos para detectar lagunas y sugerir mejoras. Esto incluye poner en práctica las recomendaciones derivadas de los comentarios y participar activamente en las iniciativas de seguridad de la organización. Por ejemplo, analizar los incidentes de seguridad y aplicar medidas correctoras puede ayudar a evitar que se repitan.

- Gestión de agresiones e incidentes violentos

La gestión de las agresiones y los incidentes violentos es un componente esencial de la seguridad en los centros sanitarios. Los auxiliares sanitarios desempeñan un papel crucial en la prevención, gestión y resolución de estas situaciones para garantizar la seguridad de todos los pacientes y del personal. Se necesita un enfoque proactivo y estructurado para minimizar los riesgos y garantizar un entorno asistencial seguro.

La **prevención de las agresiones** empieza por reconocer las señales de alarma de un comportamiento violento. Los cuidadores deben recibir formación para identificar los indicadores de estrés, agitación y frustración en los pacientes. Los signos pueden incluir cambios repentinos de comportamiento, expresiones verbales de ira o amenaza y gestos agresivos. Por ejemplo, un paciente cada vez más agitado y agresivo verbalmente requiere atención inmediata para evitar una escalada de violencia.

La **comunicación y la reducción de la tensión** son técnicas clave para controlar el comportamiento agresivo. Los cuidadores deben utilizar estrategias de comunicación no violenta, como la escucha activa, el mantenimiento de un tono tranquilo y tranquilizador, y el uso de frases calmantes para reducir la tensión. Por ejemplo, responder a un paciente agitado con frases como "Veo que está enfadado, ¿cómo puedo ayudarle?" puede ayudar a calmar la situación. Evitar la confrontación directa y dar espacio al paciente también puede evitar que la violencia vaya a más.

La **aplicación de protocolos de seguridad** específicos es esencial para la gestión de incidentes violentos. Los cuidadores deben estar formados para seguir los procedimientos establecidos de notificación y gestión de situaciones violentas. Esto incluye el uso de sistemas de alarma, el conocimiento de las zonas seguras y las salidas de emergencia, y la colaboración con los servicios de seguridad. Por ejemplo, los botones de alarma de las salas de consulta permiten alertar rápidamente al personal de seguridad en caso de incidente violento.

A menudo es necesaria **la intervención en equipo** para gestionar con seguridad los incidentes violentos. Los auxiliares asistenciales deben saber trabajar en coordinación con el resto del personal para controlar las situaciones peligrosas. Esto puede incluir técnicas seguras de contención física, respetando siempre los derechos y la dignidad del paciente. Por ejemplo, un equipo formado puede trabajar conjuntamente para contener a un paciente agresivo de forma segura y sin causarle lesiones.

El apoyo psicológico posterior al incidente es crucial para el personal y los pacientes implicados en incidentes violentos. Los cuidadores deben asistir a sesiones informativas para hablar del incidente, compartir sus experiencias y recibir apoyo emocional. Esto ayuda a afrontar los efectos psicológicos del incidente y a prevenir el agotamiento. Por ejemplo, organizar una reunión informativa tras un incidente violento puede ayudar al personal a expresar sus emociones y recibir asesoramiento sobre cómo gestionar el estrés postraumático.

La documentación y el análisis de los incidentes son esenciales para mejorar los protocolos de seguridad y prevenir futuros incidentes. Los auxiliares sanitarios deben registrar todos los detalles del incidente, incluidas las medidas adoptadas y los comportamientos observados, en informes detallados de incidentes. Esta documentación ayuda a identificar tendencias, sugerir mejoras de los protocolos existentes y proporcionar datos para la formación continua. Por ejemplo, el análisis de los informes de incidentes puede revelar puntos conflictivos del centro en los que se necesitan medidas de seguridad adicionales.

La **formación continua y la sensibilización** son esenciales para mantener la competencia del personal a la hora de hacer frente a las agresiones y los incidentes violentos. Los cuidadores deben participar regularmente en cursos de formación sobre técnicas de desescalada, procedimientos de seguridad y respuesta a la violencia. Los ejercicios de simulación pueden ayudar a reforzar las habilidades y preparar al personal para responder eficazmente en situaciones de la vida real. Por ejemplo, los talleres de simulación de gestión de conflictos pueden mejorar la capacidad de los asistentes para reducir la intensidad de las situaciones violentas.

Un entorno físico seguro también desempeña un papel importante en la prevención de las agresiones. Los auxiliares asistenciales deben velar por que la disposición de las áreas asistenciales permita una intervención rápida en caso de necesidad. Esto incluye el diseño de salas de consulta que permitan una salida rápida, la disposición del mobiliario para evitar objetos potencialmente peligrosos y la instalación de sistemas de vigilancia. Por ejemplo, la disposición del mobiliario para evitar que los pacientes tengan acceso a objetos pesados o afilados puede reducir el riesgo de violencia física.

La **colaboración con los servicios de seguridad** y las fuerzas del orden es esencial para gestionar incidentes violentos graves. Los asistentes sanitarios deben saber cómo y cuándo solicitar la intervención de los servicios de seguridad internos o de las fuerzas del orden en caso necesario. Deben establecerse protocolos claros para garantizar una respuesta rápida y adecuada. Por ejemplo, disponer de un protocolo para ponerse en contacto con la policía en caso de amenaza de violencia armada puede mejorar la seguridad del centro.

La **evaluación y la mejora continua de los protocolos de gestión de agresiones** son esenciales para garantizar su eficacia.

Después de cada incidente, es importante llevar a cabo una evaluación completa de las medidas adoptadas, los resultados obtenidos y los retos encontrados. Los cuidadores deben participar en estas evaluaciones, compartiendo sus experiencias y haciendo recomendaciones para mejorar los protocolos existentes. Por ejemplo, un análisis posterior al incidente puede revelar necesidades adicionales de formación o recursos, lo que permitirá reforzar la preparación en el futuro.

Capítulo 15
Urgencias pediátricas

- **Particularidades de las urgencias pediátricas**
  ○ Adaptar la asistencia a los niños

La adaptación de los cuidados a los niños es un componente esencial de la asistencia sanitaria, que requiere un enfoque especial para satisfacer las necesidades físicas, emocionales y psicológicas de los pacientes jóvenes. Los niños no son simplemente adultos en miniatura; tienen características únicas que requieren competencias especializadas y una mayor sensibilidad por parte de los cuidadores. El cuidado de los niños debe centrarse en su bienestar general, teniendo en cuenta su desarrollo, comodidad y seguridad.

Comprender el desarrollo infantil es fundamental para adaptar los cuidados a los niños. Los cuidadores deben estar familiarizados con las distintas etapas del desarrollo físico, cognitivo y emocional del niño, para poder proporcionarle unos cuidados adecuados a su edad. Por ejemplo, los lactantes requieren cuidados muy diferentes de los adolescentes. Los lactantes necesitan apoyo total para sus necesidades básicas, como alimentación, higiene y comodidad, mientras que los adolescentes pueden necesitar más autonomía y respeto por su intimidad y sus decisiones.

La **comunicación adecuada a la edad** es crucial para establecer una relación de confianza con los niños y sus familias. Los cuidadores deben utilizar técnicas de comunicación adecuadas a la edad y el nivel de comprensión de cada niño. Esto puede incluir el uso de palabras sencillas, explicaciones claras y ayudas visuales o lúdicas para explicar los procedimientos médicos. Por ejemplo, explicar un análisis de sangre a un niño pequeño utilizando un muñeco o un dibujo animado puede reducir el miedo y la ansiedad.

Crear un entorno tranquilizador y seguro es esencial para el bienestar de los niños en los centros sanitarios. Los auxiliares sanitarios deben esforzarse por crear un entorno acogedor y confortable, utilizando decoraciones coloridas, juguetes y actividades adaptadas a los niños. Esto ayuda a reducir el estrés y a que la experiencia médica resulte menos intimidatoria. Por ejemplo, una sala de espera pediátrica con juegos y libros puede distraer a los niños y ayudarles a relajarse antes de la consulta.

El tratamiento del dolor y el confort es una prioridad en el cuidado de los niños. Los auxiliares sanitarios deben estar capacitados para evaluar el dolor en los niños, que puede expresarse de forma diferente según la edad y el desarrollo del niño. El uso de escalas de dolor adecuadas, como la escala facial o la escala FLACC (Cara, Piernas, Actividad, Llanto, Consolabilidad), puede ayudar a evaluar el dolor con precisión. Los cuidadores también deben aplicar técnicas de alivio del dolor, como administrar medicación analgésica, utilizar métodos de distracción o relajación. Por ejemplo, ofrecer un juguete o cantar una canción puede distraer al niño durante un procedimiento doloroso.

La participación de los padres y la familia es esencial para garantizar una atención centrada en el niño. Los cuidadores deben implicar a los padres y familiares en el proceso asistencial, informándoles y animándoles a participar activamente. La presencia de los padres puede tranquilizar mucho al niño y contribuir a reducir su ansiedad. Por ejemplo, permitir que los padres acompañen al niño durante un procedimiento médico puede tranquilizarlo y facilitar su cooperación.

Tener en cuenta las necesidades emocionales y psicológicas es fundamental en la atención pediátrica. Los cuidadores deben estar atentos a los signos de malestar emocional, ansiedad o depresión en los niños y ofrecerles el apoyo adecuado. Utilizar técnicas de juego terapéutico y actividades creativas puede ayudar a los niños a expresar sus sentimientos y afrontar experiencias médicas difíciles. Por ejemplo, dibujar o jugar con marionetas puede permitir al niño expresar sus miedos y preocupaciones de forma no verbal.

La **preparación y la explicación de los procedimientos médicos** son importantes para reducir el miedo y la ansiedad de los niños.

Los cuidadores deben explicar los procedimientos de forma clara y adecuada a la edad, utilizando términos sencillos y demostraciones visuales. Por ejemplo, mostrar a un niño cómo funciona un estetoscopio antes de utilizarlo puede desmitificar el equipo médico y reducir la aprensión.

El **respeto de** la **dignidad y autonomía** de los niños es esencial para su desarrollo y bienestar. Los cuidadores deben tratar a los niños con respeto y consideración, escuchando sus preocupaciones y respondiendo a sus preguntas. Animar a los niños a participar en las decisiones sobre su cuidado, en la medida de sus posibilidades, puede aumentar su sensación de control y autonomía. Por ejemplo, preguntar a un niño qué brazo prefiere para un análisis de sangre puede darle cierto grado de control sobre la situación.

La **formación continua y la especialización** de los auxiliares de pediatría son cruciales para garantizar una atención de alta calidad a los niños. Los auxiliares sanitarios necesitan formación periódica sobre las mejores prácticas de atención pediátrica, técnicas de tratamiento del dolor y estrategias de comunicación adaptadas a los niños. Por ejemplo, asistir a talleres sobre atención centrada en la familia e intervención en traumatismos pediátricos puede mejorar las competencias de los cuidadores y su capacidad para responder a las complejas necesidades de los niños.

La **colaboración interdisciplinar** es esencial para ofrecer una atención holística a los niños. Los cuidadores deben colaborar estrechamente con pediatras, enfermeras especializadas, psicólogos, terapeutas ocupacionales y otros profesionales sanitarios para elaborar y aplicar planes de atención integrados. Esta colaboración garantiza una respuesta global y coherente a las necesidades de cada niño. Por ejemplo, coordinar la atención con un psicólogo pediátrico puede ser crucial para un niño que experimente síntomas de estrés postraumático tras la hospitalización.

- Técnicas específicas para comunicarse con los niños

Comunicarse eficazmente con los niños es una habilidad esencial para los asistentes sanitarios, ya que ayuda a crear un ambiente de confianza, reducir la ansiedad y facilitar la cooperación de los pacientes jóvenes. Los niños, en función de su edad y desarrollo, tienen necesidades de comunicación muy diferentes a las de los adultos. En consecuencia, los asistentes sanitarios deben adaptar sus técnicas para responder adecuadamente a la comprensión y las preocupaciones de los niños.

Adaptar el lenguaje a la edad del niño es fundamental para una comunicación eficaz. Los cuidadores deben utilizar palabras sencillas y frases cortas para los niños pequeños, evitando al mismo tiempo la jerga médica compleja. Es importante hablar despacio y con claridad, asegurándose de que el niño entiende cada paso. Por ejemplo, en lugar de decir "Vamos a tomarte la tensión", es mejor decir "Vamos a ponerte este brazalete alrededor del brazo para ver lo fuerte que está".

Utilizar ayudas visuales y demostraciones puede ayudar mucho a explicar los procedimientos médicos a los niños. Los asistentes sanitarios pueden utilizar fotos, dibujos, juguetes o marionetas para mostrar lo que va a ocurrir. Esto ayuda a desmitificar los equipos y procedimientos médicos, haciendo que la experiencia sea menos aterradora para el niño. Por ejemplo, mostrar a un niño cómo funciona un estetoscopio utilizándolo primero en un juguete o en sí mismo puede reducir su miedo a esta herramienta desconocida.

Utiliza técnicas de juego y distracción para ayudar a los niños a relajarse y sentirse más a gusto. El juego es una forma natural de que los niños comprendan el mundo que les rodea y expresen sus sentimientos. Los cuidadores pueden utilizar juegos, canciones, cuentos o actividades creativas para distraer a los niños de los procedimientos médicos estresantes. Por ejemplo, cantar una canción favorita o contar un cuento divertido durante un análisis de sangre puede ayudar a reducir la ansiedad y hacer que el tiempo pase más deprisa.

Escuchar activamente y validar los sentimientos del niño es crucial para establecer una relación de confianza. Los cuidadores deben prestar mucha atención a lo que dice el niño y responder con empatía. Validar los sentimientos del niño, por ejemplo diciéndole "entiendo que tengas miedo, es normal", puede ayudar a tranquilizarle y reforzar su sensación de seguridad. Por ejemplo, si un niño expresa miedo a recibir una inyección, reconocer este miedo y explicarle cómo la inyección le ayudará a sentirse mejor puede aliviar sus preocupaciones.

Implicar a los padres en la comunicación con el niño es esencial para ofrecerle más apoyo y tranquilidad. Los padres conocen bien a sus hijos y pueden aportar información valiosa sobre la mejor manera de tranquilizarlos y animarlos. Invitar a los padres a participar en la conversación, explicar los procedimientos y consolar al niño puede facilitar la cooperación. Por ejemplo, pedir a los padres que tomen de la mano al niño o le hablen en voz baja durante un procedimiento puede reconfortarlo emocionalmente.

Utiliza recompensas y elogios para fomentar el comportamiento positivo y la cooperación. Los cuidadores pueden reforzar el comportamiento valiente o cooperativo ofreciendo recompensas adecuadas, como pegatinas, pequeños juguetes o certificados de valentía. Los elogios verbales, como "has sido muy valiente" o "estoy orgulloso de ti", también pueden reforzar la autoestima del niño y fomentar actitudes positivas hacia la atención médica. Por ejemplo, dar a un niño una pegatina después de un análisis de sangre puede convertir una experiencia desagradable en un momento de orgullo y superación.

Crear un entorno tranquilizador y acogedor es esencial para que los niños se sientan seguros. Los cuidadores pueden ayudar a crear un ambiente positivo utilizando decoraciones coloridas, poniendo música suave y ofreciendo juguetes y libros apropiados para su edad. Un entorno acogedor puede reducir la ansiedad y hacer que la experiencia médica sea menos intimidatoria. Por ejemplo, una sala de espera pediátrica con juegos y actividades puede ayudar a los niños a relajarse antes de la consulta.

Utilice preguntas abiertas y ofrezca opciones para dar al niño una sensación de control y participación. Los cuidadores pueden utilizar preguntas abiertas para animar al niño a expresar sus pensamientos y sentimientos, y ofrecerle opciones sencillas para que participe en el proceso asistencial. Por ejemplo, preguntar "¿Cómo te encuentras hoy?" o "¿Qué brazo prefieres para el análisis de sangre?" puede ayudar a los niños a sentirse escuchados y respetados.

Respetar los límites y la intimidad de los niños es crucial para su bienestar emocional. Los cuidadores deben ser sensibles a los signos de malestar o angustia y respetar el espacio personal del niño. Es importante explicar cada paso antes de llevarlo a cabo y pedir permiso siempre que sea posible. Por ejemplo, antes de iniciar una exploración física, explicar lo que va a ocurrir y preguntar "¿Puedo examinarte ahora la barriga?" puede ayudar al niño a sentirse en control y tranquilo.

Mantener una actitud positiva y tranquilizadora durante toda la interacción con el niño. Los cuidadores deben mantener la calma, sonreír y fomentar un ambiente relajado. Una actitud positiva puede tener un efecto tranquilizador en el niño y contribuir a una experiencia médica más agradable. Por ejemplo, utilizar un tono de voz cálido y ofrecer sonrisas frecuentes puede ayudar a reducir la ansiedad del niño y darle confianza en sus cuidadores.

- **Tratamiento de las patologías comunes de la infancia**
    - Tratamiento de los traumatismos pediátricos

El tratamiento de los traumatismos pediátricos es un campo delicado y exigente que requiere un enfoque especializado adaptado a las necesidades de los niños. Los traumatismos pediátricos pueden ser físicos, emocionales o psicológicos, y a menudo son consecuencia de accidentes, enfermedades o situaciones estresantes. Los cuidadores desempeñan un papel crucial en el cuidado de estos jóvenes pacientes, garantizando su seguridad, comodidad y recuperación. El tratamiento eficaz de los traumatismos pediátricos requiere conocimientos clínicos especializados, comunicación empática y coordinación interdisciplinaria.

La evaluación inicial y el triaje son los primeros pasos esenciales en el tratamiento de los traumatismos pediátricos. Los cuidadores deben evaluar rápidamente la gravedad de las lesiones y los síntomas del niño para determinar las prioridades de atención. El uso de sistemas estandarizados de triaje pediátrico, como el Triángulo de Evaluación Pediátrica (PAT), puede ayudar a evaluar rápidamente el aspecto del niño, el trabajo respiratorio y la circulación. Por ejemplo, un niño que muestre signos de dificultad respiratoria aguda o pérdida de conciencia requiere una intervención prioritaria inmediata.

Estabilizar las funciones vitales es prioritario en situaciones de traumatismo pediátrico. Los auxiliares sanitarios deben ser expertos en técnicas de reanimación pediátrica, como la administración de oxígeno, la inserción de una vía venosa periférica y el control de las hemorragias. Por ejemplo, en caso de shock hemorrágico, puede ser necesaria la aplicación de compresas hemostáticas y la infusión de soluciones cristaloides para estabilizar el estado del niño antes de su traslado a un centro de traumatología pediátrica.

Controlar el dolor y el consuelo es esencial para el bienestar de los niños traumatizados. Los cuidadores deben evaluar periódicamente el dolor del niño utilizando escalas de dolor apropiadas para su edad, como la escala facial o la escala FLACC (Face, Legs, Activity, Cry, Consolability). Administrar analgésicos adecuados, proporcionar técnicas de distracción y garantizar un entorno reconfortante puede ayudar a aliviar el dolor y reducir la ansiedad del niño. Por ejemplo, ofrecer un chupete dulce a un bebé o una manta caliente a un niño mayor puede ayudar a aliviar el malestar.

Para tranquilizar al niño y a sus padres es fundamental **una comunicación adecuada a su edad y desarrollo**. Los cuidadores deben explicar los procedimientos y cuidados de forma sencilla y comprensible, utilizando palabras adecuadas a la edad y ayudas visuales cuando sea necesario. Escuchar activamente las preocupaciones del niño y sus padres y responder a sus preguntas con empatía y paciencia puede generar confianza y cooperación. Por ejemplo, explicar a un niño de forma lúdica qué es un escáner, utilizando la metáfora de la "máquina mágica de fotos", puede reducir su miedo a la exploración.

El apoyo emocional y psicológico a los niños y sus familias es un componente clave del tratamiento de los traumatismos pediátricos. Los cuidadores deben estar atentos a los signos de angustia emocional y ofrecer el apoyo adecuado, incluyendo técnicas de relajación, juego terapéutico y actividades creativas. Trabajar con psicólogos pediátricos y trabajadores sociales para proporcionar apoyo psicológico puede ayudar a los niños a procesar sus emociones y recuperarse más rápidamente. Por ejemplo, organizar sesiones de juego terapéutico para un niño que ha sufrido un trauma puede ayudarle a expresar sus sentimientos y a afrontar el estrés postraumático.

La **coordinación interdisciplinar** es esencial para garantizar una atención global e integrada a los niños traumatizados. Los cuidadores deben colaborar estrechamente con pediatras, cirujanos, enfermeras, psicólogos, fisioterapeutas y otros profesionales sanitarios para elaborar y aplicar planes de atención adecuados. Esta colaboración garantiza una respuesta integral y coherente a las necesidades médicas, emocionales y sociales de cada niño. Por ejemplo, coordinar la atención con un fisioterapeuta pediátrico para un niño con fracturas puede ayudar a planificar los ejercicios de rehabilitación adecuados y optimizar la recuperación.

La **formación continua y el desarrollo de habilidades** de los auxiliares de traumatología pediátrica son esenciales para mantener un alto nivel de competencia y capacidad de respuesta. Participar en cursos de formación periódicos sobre técnicas de reanimación pediátrica, nuevos enfoques del tratamiento del dolor y estrategias de apoyo psicológico ayuda a mantenerse al día de los avances en este campo. Por ejemplo, asistir a cursos de formación sobre el tratamiento de traumatismos craneoencefálicos en niños puede mejorar la capacidad de los asistentes para detectar y tratar estas complejas lesiones.

La **preparación y la planificación** de emergencias que impliquen traumatismos pediátricos son cruciales para una respuesta eficaz. Los cuidadores deben familiarizarse con los protocolos de emergencia específicos de su centro y participar en ejercicios de simulación para poner a prueba y mejorar sus habilidades de gestión de crisis. Por ejemplo, los simulacros de catástrofes que afectan a niños pueden ayudar a los asistentes sanitarios a familiarizarse con los procedimientos de triaje y tratamiento masivo, y a identificar las áreas susceptibles de mejora.

La **documentación rigurosa y el seguimiento de las intervenciones** son esenciales para garantizar la continuidad de los cuidados y la mejora continua de la práctica. Los auxiliares asistenciales deben registrar todas las intervenciones, los tratamientos administrados y las respuestas de los niños en historias clínicas detalladas. Esta documentación permite supervisar los cambios en el estado del niño, ajustar los cuidados según sea necesario y proporcionar datos para la evaluación de la práctica y la formación futura. Por ejemplo, registrar la respuesta de un niño a un determinado tratamiento analgésico puede ayudar a personalizar la atención y mejorar el tratamiento del dolor en futuros pacientes.

También es crucial **educar y concienciar a las familias** sobre el tratamiento de los traumatismos pediátricos y los cuidados domiciliarios. Los cuidadores deben proporcionar a los padres información clara y comprensible sobre los cuidados postraumáticos, los signos de complicaciones a los que deben estar atentos y las estrategias de apoyo emocional. Por ejemplo, explicar a los padres cómo tratar el dolor de su hijo en casa, cómo fomentar actividades ligeras de rehabilitación y cuándo consultar al médico en caso de signos alarmantes puede facilitar la recuperación y reducir la ansiedad de la familia.

- Tratamiento de infecciones y enfermedades agudas

La gestión de infecciones y enfermedades agudas es un aspecto crucial de la asistencia sanitaria, que requiere una intervención rápida y precisa para prevenir complicaciones y favorecer la recuperación del paciente. Los auxiliares sanitarios desempeñan un papel esencial en este proceso, controlando los síntomas, administrando el tratamiento y coordinándose con otros profesionales sanitarios. La gestión eficaz de las infecciones y las enfermedades agudas requiere un profundo conocimiento clínico, una comunicación clara y una vigilancia constante.

La **identificación precoz de los síntomas** es el primer paso para un tratamiento eficaz. Los asistentes sanitarios deben estar formados para reconocer los signos y síntomas de infecciones y enfermedades agudas, como fiebre, dolor, erupciones cutáneas, problemas respiratorios, vómitos y diarrea. La detección precoz permite actuar con rapidez e iniciar el tratamiento necesario. Por ejemplo, la identificación precoz de los signos de una infección urinaria, como el dolor al orinar y el aumento de la frecuencia urinaria, permite iniciar sin demora el tratamiento antibiótico adecuado.

La **monitorización y evaluación continuas** son cruciales para seguir la evolución del paciente. Los cuidadores deben controlar periódicamente las constantes vitales, como la temperatura, la frecuencia cardiaca, la tensión arterial y la saturación de oxígeno, y estar atentos a cualquier empeoramiento de los síntomas. Un seguimiento cuidadoso permite detectar a tiempo posibles complicaciones y tomar las medidas adecuadas. Por ejemplo, un aumento repentino de la fiebre o un descenso de la saturación de oxígeno en un paciente con neumonía requiere una intervención médica inmediata.

La administración de los tratamientos prescritos es una tarea esencial para los auxiliares sanitarios. Deben asegurarse de que los pacientes reciban los medicamentos necesarios en las dosis y horas prescritas, vigilando al mismo tiempo los posibles efectos secundarios. Esto incluye la preparación y administración de antibióticos, antipiréticos, antivirales, analgésicos y otros medicamentos específicos. Por ejemplo, administrar dosis regulares de paracetamol para controlar la fiebre y el dolor en un paciente con gripe puede mejorar el bienestar y acelerar la recuperación.

Evitar la propagación de infecciones es prioritario para proteger a otros pacientes y al personal sanitario. Los asistentes sanitarios deben seguir protocolos estrictos de prevención de infecciones, como el lavado frecuente de manos, el uso de equipos de protección individual (EPI) y la desinfección de superficies y equipos médicos. En caso de infecciones contagiosas, deben aplicarse medidas de aislamiento adecuadas. Por ejemplo, aislar a un paciente con gastroenteritis vírica y utilizar guantes y batas de protección puede evitar la transmisión de la infección a otros pacientes y al personal.

La **educación de los pacientes y sus familias** es esencial para garantizar una comprensión clara de la enfermedad y el tratamiento. Los cuidadores deben ofrecer explicaciones sencillas y comprensibles sobre la naturaleza de la infección o la enfermedad aguda, las medidas preventivas, los tratamientos prescritos y los signos de complicaciones a los que hay que estar atentos. Esta educación ayuda a los pacientes y a sus familiares a participar activamente en su cuidado y a tomar decisiones con conocimiento de causa. Por ejemplo, explicar a un paciente diabético cómo controlar sus niveles de azúcar en sangre y reconocer los signos de infección le permite gestionar su enfermedad de forma más proactiva.

El apoyo emocional y psicológico es crucial para el bienestar general de los pacientes. Los cuidadores deben estar atentos a las necesidades emocionales de los pacientes, escuchando con empatía y respondiendo a sus preocupaciones. El apoyo psicológico puede reducir la ansiedad y el estrés asociados a la enfermedad aguda, ayudando a los pacientes a recuperarse más rápidamente. Por ejemplo, tranquilizar a un paciente ansioso antes de un procedimiento médico o animarle a expresar sus sentimientos puede mejorar su experiencia asistencial.

La **coordinación interdisciplinar** es esencial para una gestión integral y coherente de las infecciones y las enfermedades agudas. Los auxiliares asistenciales deben colaborar estrechamente con médicos, enfermeros, farmacéuticos y otros profesionales sanitarios para elaborar y aplicar planes asistenciales integrados. Esta coordinación garantiza que se tengan en cuenta todos los aspectos de la atención al paciente y que se armonicen las intervenciones. Por ejemplo, colaborar estrechamente con un farmacéutico para ajustar las dosis de antibióticos en función de los resultados de los cultivos microbiológicos puede optimizar la eficacia del tratamiento.

La documentación rigurosa y el seguimiento de las intervenciones son esenciales para garantizar la continuidad de los cuidados y evaluar la eficacia de los tratamientos. Los auxiliares asistenciales deben registrar en historias clínicas detalladas todas las observaciones clínicas, los tratamientos administrados, las respuestas del paciente y las comunicaciones con otros miembros del equipo asistencial. Esta documentación permite controlar los cambios en el estado del paciente y tomar decisiones informadas para ajustar los cuidados. Por ejemplo, el registro de las fluctuaciones de la temperatura corporal de un paciente febril permite controlar la respuesta al tratamiento antipirético y ajustar las dosis si es necesario.

La **formación continua y el desarrollo de habilidades** son esenciales para mantener un alto nivel de competencia en el tratamiento de infecciones y enfermedades agudas. Los asistentes sanitarios deben asistir periódicamente a cursos de formación sobre nuevas prácticas clínicas, protocolos de prevención de infecciones y avances en los tratamientos. Esta formación continua ayuda a mantenerse al día de los avances en este campo y a mejorar la calidad de la asistencia. Por ejemplo, la formación en la gestión de infecciones nosocomiales puede mejorar las competencias de los asistentes sanitarios y reducir el riesgo de transmisión de infecciones en los centros sanitarios.

- **Apoyo a las familias**
    - Comunicación con padres y familiares

La comunicación con los padres y familiares de los pacientes es una parte esencial de la asistencia sanitaria, sobre todo cuando se trata de niños o pacientes vulnerables. Una comunicación eficaz fomenta la comprensión, la confianza y la colaboración entre los profesionales sanitarios y las familias. Los auxiliares sanitarios desempeñan un papel crucial en este proceso, proporcionando información clara, ofreciendo apoyo emocional y facilitando la participación de los familiares en el cuidado del paciente.

La escucha activa y la empatía son los primeros pasos para establecer una comunicación eficaz con padres y familiares. Los cuidadores deben estar atentos a las preocupaciones y emociones de las familias, escuchando activamente lo que dicen y respondiendo de forma empática. Mostrar empatía y comprensión puede ayudar a reducir la ansiedad y fomentar la confianza. Por ejemplo, cuando los padres expresan preocupación por la salud de su hijo, reconocer su temor y ofrecerles seguridad puede ayudarles a sentirse apoyados.

La **claridad y sencillez de la información** son cruciales para garantizar una comprensión adecuada. Los cuidadores deben explicar las enfermedades, los tratamientos y los procedimientos de forma clara y sencilla, evitando la jerga médica compleja. El uso de analogías e ilustraciones también puede ayudar a hacer más accesible la información. Por ejemplo, explicar a un padre cómo funciona un respirador comparándolo con un "respirador artificial" que ayuda al niño a respirar con más facilidad puede facilitar su comprensión.

Proporcionar información completa y precisa es esencial para que padres y familiares tomen decisiones con conocimiento de causa. Los cuidadores deben ser honestos y transparentes, proporcionando toda la información necesaria sobre el estado de salud del paciente, las opciones de tratamiento, los riesgos y los beneficios. Por ejemplo, explicar los posibles efectos secundarios de un tratamiento farmacológico y hablar de las alternativas disponibles permite a las familias participar activamente en las decisiones sobre los cuidados.

Fomentar la participación de los padres y familiares en el cuidado del paciente puede mejorar los resultados sanitarios y reforzar el apoyo familiar. Los cuidadores deben invitar a las familias a hacer preguntas, expresar sus preocupaciones y participar en los cuidados diarios siempre que sea posible. Esto puede incluir tareas sencillas como ayudar a alimentar o consolar al paciente. Por ejemplo, pedir a los padres que ayuden a calmar a su hijo durante un procedimiento médico no sólo puede tranquilizar al niño, sino también dar a los padres un papel activo en el proceso de atención.

Ofrecer apoyo emocional es una parte esencial de la comunicación con padres y familiares. Los auxiliares asistenciales deben ser sensibles a las emociones de las familias y ofrecer el apoyo psicológico adecuado. Esto puede incluir gestos sencillos como ofrecer un hombro sobre el que llorar, palabras de consuelo o derivaciones a servicios de apoyo profesional si es necesario. Por ejemplo, si los padres se sienten abrumados por la noticia de la grave enfermedad de su hijo, los asistentes pueden ofrecerles tiempo para hablar, escucharles y remitirles a un psicólogo o a un grupo de apoyo.

Respetar la privacidad y la confidencialidad es fundamental en todas las comunicaciones. Los cuidadores deben garantizar que la información médica del paciente sólo se comparte con personas autorizadas y de forma discreta. Esto incluye hablar de información delicada en lugares privados y garantizar la seguridad de los historiales médicos. Por ejemplo, hablar del estado de un paciente en una habitación privada y no en un pasillo concurrido demuestra respeto por la confidencialidad y la dignidad del paciente.

Utilizar ayudas visuales y escritas para complementar la comunicación verbal puede ser muy útil. Proporcionar folletos, diagramas explicativos o vídeos educativos puede ayudar a las familias a comprender mejor la información médica y recordar detalles importantes. Por ejemplo, proporcionar un folleto sobre los cuidados postoperatorios tras una intervención quirúrgica puede ayudar a los padres a seguir las instrucciones y a cuidar de su hijo en casa.

Planificar tiempo para la comunicación es importante para garantizar que las familias reciben toda la atención que necesitan. Los auxiliares asistenciales deben organizar reuniones periódicas con los padres y familiares para comentar la evolución del estado del paciente, responder a sus preguntas y ajustar los planes asistenciales si es necesario. Por ejemplo, las reuniones semanales con las familias de los pacientes ingresados pueden proporcionar actualizaciones periódicas y permitir debatir cualquier cambio en el plan de tratamiento.

La paciencia y el respeto son cruciales en todas las interacciones con los padres y familiares. Los cuidadores deben ser pacientes, responder con calma a todas las preguntas y respetar las opiniones y decisiones de las familias, incluso cuando difieran de las recomendaciones médicas. Por ejemplo, si los padres eligen un enfoque terapéutico alternativo, los cuidadores deben respetar su decisión al tiempo que les proporcionan la información necesaria para que estén bien informados.

Trabajar con otros profesionales sanitarios para garantizar una comunicación coherente y coordinada. Los auxiliares asistenciales deben colaborar estrechamente con médicos, enfermeros, trabajadores sociales y otros miembros del equipo asistencial para garantizar que las familias reciben una información coherente y completa. Por ejemplo, organizar reuniones sobre el caso con todo el equipo asistencial puede garantizar que todos los profesionales estén de acuerdo con el plan de cuidados y los mensajes que deben transmitirse a las familias.

- Apoyo psicológico

El asesoramiento es un componente esencial de la asistencia sanitaria, ya que ofrece un apoyo crucial a los pacientes que se enfrentan a problemas emocionales y psicológicos. Los auxiliares sanitarios desempeñan un papel fundamental en este proceso, pues ofrecen una escucha empática, ayudan a gestionar el estrés y facilitan el acceso a recursos especializados. Se necesita un enfoque holístico y sensible para satisfacer las necesidades emocionales de los pacientes y promover su bienestar mental.

La **escucha activa y empática** es la primera etapa del apoyo psicológico. Los auxiliares asistenciales deben estar presentes y disponibles para los pacientes, escuchando atentamente sus preocupaciones y sentimientos. La escucha activa implica prestar atención a lo que dice el paciente, hacer preguntas abiertas para fomentar la expresión y mostrar empatía. Por ejemplo, un cuidador puede decir: "Estoy aquí por ti. ¿Puedes contarme lo que sientes en este momento?". Este enfoque ayuda a los pacientes a sentirse comprendidos y apoyados.

Validar los sentimientos es esencial para fomentar la confianza y la sensación de seguridad de los pacientes. Los cuidadores deben reconocer y validar las emociones de los pacientes, mostrándoles que sus sentimientos son legítimos y comprensibles. Por ejemplo, decir: "Es normal sentirse ansioso en esta situación. Mucha gente se siente igual" puede ayudar a normalizar las emociones del paciente y reducir la sensación de aislamiento.

Las técnicas de gestión del estrés y relajación son herramientas valiosas para ayudar a los pacientes a afrontar la ansiedad y el malestar emocional. Los cuidadores pueden enseñar técnicas de respiración profunda, relajación muscular progresiva o visualización guiada para ayudar a los pacientes a relajarse. Por ejemplo, guiar a un paciente a través de una serie de ejercicios de respiración profunda puede ayudar a calmar la mente y reducir los niveles de estrés.

El apoyo emocional continuo es crucial para los pacientes con enfermedades crónicas o graves. Los cuidadores deben ofrecer un apoyo constante, estar disponibles para hablar de las preocupaciones de los pacientes y darles ánimos. Este apoyo puede incluir conversaciones periódicas para evaluar el estado emocional del paciente y ofrecerle palabras de consuelo. Por ejemplo, concertar citas semanales para hablar con un paciente sometido a quimioterapia puede proporcionarle una estructura y un apoyo emocional continuo.

Facilitar el acceso a recursos especializados es un componente clave del apoyo psicológico. Los cuidadores deben conocer los recursos disponibles, como los servicios de psicólogos, psiquiatras, trabajadores sociales y grupos de apoyo. Remitir a los pacientes a estos recursos puede ofrecer apoyo adicional especializado. Por ejemplo, derivar a un paciente deprimido a un psicólogo o a un grupo de apoyo puede proporcionarle la ayuda necesaria para controlar los síntomas y mejorar su calidad de vida.

Fomentar la expresión creativa y las actividades significativas también puede desempeñar un papel importante en el bienestar psicológico de los pacientes. Los cuidadores pueden animar a los pacientes a participar en actividades creativas como el arte, la escritura o la música, que pueden actuar como válvula de escape emocional. Por ejemplo, sugerir a los pacientes que lleven un diario para expresar sus pensamientos y sentimientos puede ayudarles a gestionar sus emociones de forma constructiva.

Implicar a la familia y a los amigos íntimos en el proceso de apoyo psicológico puede reforzar la red de apoyo del paciente. Los cuidadores deben fomentar la participación de los familiares y educarlos sobre la mejor manera de apoyar a su ser querido. Organizar reuniones familiares para hablar de las necesidades emocionales del paciente y dar consejos sobre cómo apoyarle puede ser muy beneficioso. Por ejemplo, explicar a los familiares cómo ofrecer apoyo emocional sin ser intrusivos puede mejorar la dinámica familiar y el bienestar del paciente.

La sensibilización y la educación sobre salud mental son importantes para reducir la estigmatización y promover una comprensión más amplia de los problemas de salud mental. Los cuidadores pueden facilitar información sobre los síntomas del estrés, la ansiedad, la depresión y otros trastornos mentales, así como sobre las estrategias de gestión y los recursos disponibles. Por ejemplo, organizar talleres de sensibilización sobre salud mental para pacientes y familiares puede mejorar el conocimiento y la comprensión de los problemas de salud mental.

Crear un entorno asistencial afectuoso y seguro es fundamental para el apoyo psicológico. Los cuidadores deben asegurarse de crear un espacio en el que los pacientes se sientan seguros, respetados y apoyados. Esto incluye interacciones respetuosas, comunicación abierta y garantizar que las preocupaciones de los pacientes se toman en serio. Por ejemplo, mantener una actitud tranquila y tranquilizadora, incluso en situaciones de estrés, puede contribuir a crear un entorno asistencial positivo y afectuoso.

El **seguimiento y la evaluación continuos** del bienestar psicológico de los pacientes permiten detectar rápidamente cualquier cambio en su estado emocional y ajustar el apoyo en consecuencia. Los cuidadores deben evaluar periódicamente las necesidades psicológicas de los pacientes, utilizando herramientas de evaluación adecuadas y solicitando información directa. Por ejemplo, el uso de cuestionarios para detectar la ansiedad y la depresión puede ayudar a identificar a los pacientes que requieren una mayor atención psicológica.

Conclusión

- **Resumen de los puntos clave**

La gestión sanitaria, en particular para los auxiliares sanitarios, requiere un conocimiento profundo y la aplicación práctica de una serie de aspectos que son esenciales para garantizar una atención de calidad a los pacientes. He aquí un resumen de los puntos clave tratados:

1. La importancia de la formación y la experiencia práctica

La formación y la experiencia son fundamentales para los asistentes sanitarios, ya que les permiten adquirir las competencias necesarias para prestar una asistencia de alta calidad. La formación continua y las oportunidades de aprendizaje práctico aumentan su experiencia y confianza en su capacidad para satisfacer las necesidades de los pacientes.

2. La realidad del trabajo de celador en un servicio de urgencias

Los celadores de urgencias deben ser capaces de gestionar situaciones estresantes e impredecibles. Deben saber evaluar rápidamente a los pacientes, estabilizar las funciones vitales y colaborar con otros miembros del equipo médico.

3. Apoyo psicológico

Ofrecer apoyo psicológico es crucial para el bienestar de los pacientes. Esto implica escuchar activamente, validar los sentimientos, enseñar técnicas de gestión del estrés y facilitar el acceso a recursos especializados. También es esencial implicar a la familia y crear un entorno afectuoso.

4. Comunicación con padres y familiares

Una comunicación clara y empática con los padres y familiares es esencial para establecer la confianza y la cooperación. Proporcionar información completa y directa, escuchar activamente y ofrecer apoyo emocional son claves para una interacción eficaz.

5. Adaptar los cuidados a los niños

La atención pediátrica requiere técnicas específicas adaptadas a la edad y el desarrollo del niño. Utilizar un lenguaje sencillo, ayudas visuales, técnicas de juego e implicar a los padres son estrategias importantes para garantizar una atención adecuada y reducir la ansiedad de los niños.

6. Tratamiento de los traumatismos pediátricos
El tratamiento de los traumatismos en niños requiere una evaluación rápida, la estabilización de las funciones vitales, el tratamiento del dolor y un apoyo emocional continuo. La coordinación interdisciplinar y la formación continua son cruciales para proporcionar una atención eficaz y sensible.

7. Tratamiento de la infección y la enfermedad aguda
Los cuidadores deben estar atentos para identificar los primeros signos de infección y enfermedad aguda, vigilar los síntomas, administrar los tratamientos adecuados y educar a los pacientes y sus familias. También son esenciales la prevención de la propagación de la infección y la coordinación interdisciplinaria.

8. Protocolos de seguridad para el personal y los pacientes
La seguridad es una prioridad en los centros sanitarios. Los cuidadores deben seguir protocolos estrictos de prevención de infecciones, manipulación segura de equipos y sustancias peligrosas y gestión de incidentes violentos. La formación continua y la evaluación periódica de los protocolos son esenciales.

9. Gestión de agresiones e incidentes violentos
La gestión de las agresiones requiere técnicas de desescalada, una comunicación eficaz y la colaboración con los servicios de seguridad. El apoyo psicológico posterior al incidente y la documentación rigurosa de los hechos son esenciales para mejorar la seguridad y prevenir futuros incidentes.

10. Planes de emergencia y coordinación interdepartamental
Los planes de emergencia deben estar bien elaborados y probarse periódicamente para garantizar una respuesta rápida y coordinada en caso de crisis. Los auxiliares sanitarios desempeñan un papel

crucial en la aplicación de estos planes, trabajando en colaboración con otros servicios sanitarios y participando en ejercicios de simulación.

En resumen, el papel de los auxiliares sanitarios es polifacético y requiere una combinación de habilidades técnicas, comunicación empática y coordinación interdisciplinar. Aplicando estos principios, los auxiliares sanitarios pueden proporcionar una atención de alta calidad, mejorar el bienestar de los pacientes y contribuir a un entorno asistencial seguro y eficaz.

Apéndices

- **Bibliografía y recursos útiles**

Libros y publicaciones

1. **"Cuidados de enfermería de urgencia"** de Éliane Bayle y Michel Galimard

   - Una guía práctica de cuidados de enfermería en los servicios de urgencias, con consejos detallados sobre el manejo de pacientes en situaciones críticas.

2. **"Manuel de soins en pédiatrie"** de Caroline Laurence

   - Un completo manual de atención pediátrica que abarca aspectos clínicos, psicológicos y educativos.

3. **"Psicología de la salud"**, de Howard S. Friedman y Roxane Cohen Silver

   - Un libro que explora los vínculos entre la psicología y la salud, incluida la gestión del estrés y el apoyo emocional a los pacientes.

4. **"Comunicación sanitaria"**, por Pierre Lombrail y Dominique Desjeux

   - Un análisis de las prácticas de comunicación en el entorno médico, con estrategias para mejorar las interacciones con los pacientes y sus familias.

5. **"Primeros auxilios en situaciones de emergencia"** por Christophe Prudhomme

   - Guía de primeros auxilios en situaciones de emergencia, para profesionales sanitarios y público en general.

Artículos y revistas científicas

1. **"El impacto de una comunicación eficaz en los resultados de la atención sanitaria**" - Journal of Patient Experience

    - Estudio sobre la importancia de una comunicación eficaz en la atención sanitaria y su influencia en los resultados de los pacientes.
2. **" Traumatología pediátrica: visión general** - Urgencias pediátricas

    - Revisión de las mejores prácticas y protocolos para el tratamiento de los traumatismos pediátricos.
3. **"Prácticas de control de infecciones en entornos sanitarios"** - American Journal of Infection Control

    - Investigación sobre prácticas de control de infecciones y su aplicación en establecimientos sanitarios.
4. **"Apoyo psicológico a pacientes con enfermedades crónicas"** - Revista de Psicología de la Salud

    - Exploración de técnicas de apoyo psicológico para pacientes que padecen enfermedades crónicas.

Sitios web y recursos en línea

1. **Organización Mundial de la Salud (OMS)**

    - Sitio oficial de la Organización Mundial de la Salud con recursos y guías sobre diversos temas de salud pública.
    - www.who.int

2. **Centros para el Control y la Prevención de Enfermedades (CDC)**

    ◦ Información detallada sobre enfermedades infecciosas, prevención de infecciones y protocolos de seguridad.
    ◦ www.cdc.gov
3. **Instituto Nacional para la Excelencia Sanitaria y Asistencial (NICE)**

    ◦ Directrices y recomendaciones basadas en la evidencia para profesionales sanitarios.
    ◦ www.nice.org.uk
4. **MedlinePlus**

    ◦ Un recurso de la Biblioteca Nacional de Medicina que ofrece información fiable sobre enfermedades, afecciones y tratamientos médicos.
    ◦ medlineplus.gov
5. **PubMed**

    ◦ Base de datos de investigación médica que ofrece acceso a artículos científicos y estudios clínicos.
    ◦ pubmed.ncbi.nlm.nih.gov

Asociaciones y organizaciones profesionales

1. **Consejo Internacional de Enfermeras (CIE)**

    ◦ Organización que representa a los enfermeros y promueve la calidad de los cuidados y la formación continua.
    ◦ www.icn.ch
2. **Asociación Americana de Enfermeras (ANA)**

    ◦ Asociación profesional de enfermeros de Estados Unidos, que ofrece recursos educativos y certificaciones.
    ◦ www.nursingworld.org

3. **Sociedad Europea de Medicina de Urgencias y Emergencias (EUSEM)**

    ◦ Organización europea dedicada a mejorar la atención de urgencias.
    ◦ www.eusem.org
4. **Asociación Nacional de Asistentes Sanitarios (NAHCA)**

    ◦ Asociación que ofrece apoyo, formación y recursos para auxiliares de cuidados.
    ◦ www.nahcacna.org

Utilizando estos recursos, los auxiliares de cuidados y otros profesionales sanitarios pueden mejorar sus competencias, mantenerse al día de los últimos avances médicos y ofrecer una atención de alta calidad a los pacientes.

- **Contactos y organizaciones de apoyo**

Organizaciones internacionales

1. **Organización Mundial de la Salud (OMS)**
   - **Contacto:**
     - Sitio web : www.who.int
     - Dirección: Avenue Appia 20, 1211 Ginebra, Suiza
     - Teléfono: +41 22 791 21 11
   - **Description :** La OMS es el organismo especializado de las Naciones Unidas para la salud pública internacional, que proporciona orientación y recursos sobre diversas cuestiones sanitarias.
2. **Consejo Internacional de Enfermeras (CIE)**
   - **Contacto:**
     - Sitio web : www.icn.ch
     - Dirección: 3, place Jean-Marteau, 1201 Ginebra, Suiza
     - Teléfono: +41 22 908 01 00
   - **Descripción:** Organización mundial que representa a los enfermeros y promueve la calidad de los cuidados y la formación continua.

Organizaciones nacionales

1. **Cruz Roja Francesa**
   - **Contacto:**
     - Sitio web : www.croix-rouge.fr
     - Dirección: 98 rue Didot, 75014 París, Francia
     - Teléfono: +33 1 44 43 11 00
   - **Descripción:** Organización humanitaria que ofrece servicios de rescate, formación en primeros auxilios y apoyo médico.
2. **Orden Nacional de Enfermeras (ONI)**

- Contacto:
  - Sitio web : www.ordre-infirmiers.fr
  - Dirección: 228, rue du Faubourg Saint-Martin, 75010 París, Francia
  - Teléfono: +33 1 71 93 60 30
- **Descripción:** Organismo regulador de la profesión enfermera en Francia, que ofrece recursos y apoyo profesional a los enfermeros.

3. **Asociación Nacional de Diplomados y Estudiantes de Enfermería (ANFIIDE)**

   - Contacto:
     - Sitio web : www.anfiide.com
     - Dirección: 5 Rue de la Bienfaisance, 75008 París, Francia
     - Teléfono: +33 1 42 65 12 89
   - **Descripción:** Asociación profesional que promueve la excelencia en la práctica de la enfermería y ofrece apoyo a estudiantes y profesionales.

Asociaciones y grupos de apoyo

1. **Asociación France Traumatisme (AFT)**

   - Contacto:
     - Sitio web : www.france-traumatisme.org
     - Dirección: 14 Rue Charles V, 75004 París, Francia
     - Teléfono: +33 1 48 04 89 10
   - **Descripción:** Organización que ofrece apoyo a las víctimas de traumas y sus familias, así como recursos educativos y servicios de rehabilitación.

2. **Federación Nacional de Auxiliares de Enfermería (FNAS)**

   - Contacto:
     - Sitio web : www.fnas.fr

- Dirección: 10 Rue des Mathurins, 75009 París, Francia
- Teléfono: +33 1 40 17 01 01
- **Descripción:** Organización que representa a los auxiliares de enfermería y proporciona recursos profesionales, formación y apoyo.

3. **Apoyo psicológico a los cuidadores (SPS)**

   - **Contacto:**
     - Sitio web : www.asso-sps.fr
     - Dirección: 53 Rue Perronet, 92200 Neuilly-sur-Seine, Francia
     - Teléfono: +33 1 41 92 17 58
   - **Descripción:** Asociación que ofrece servicios de apoyo psicológico a profesionales sanitarios, incluidas líneas de ayuda y consultas.

Servicios de asistencia en línea

1. **SOS Médicos**

   - **Contacto:**
     - Sitio web : www.sosmedecins.fr
     - Teléfono: 3624 (disponible las 24 horas del día)
   - **Descripción:** Servicio médico de urgencia que ofrece consultas a domicilio y asesoramiento médico por teléfono.

2. **Santé Publique Francia**

   - **Contacto:**
     - Sitio web : www.santepubliquefrance.fr
   - **Descripción:** Agencia nacional de salud pública que ofrece información y recursos sobre diversos temas de salud pública, incluidas epidemias y campañas de prevención.

3. **Allo Parents Bébé**

    - **Contacto:**
        - Sitio web : www.alloparentsbebe.org
        - Teléfono: 0 800 00 3456 (llamada gratuita)
    - **Descripción:** Línea de ayuda que ofrece apoyo y asesoramiento a los padres de niños pequeños.

Recursos educativos y formación

1. **Instituto de Formación de Enfermería (IFSI)**

    - **Contacto:**
        - Sitio web : www.ifsi.fr
    - **Descripción:** Red de institutos que ofrecen cursos de diplomatura en enfermería y auxiliares de cuidados, con programas de formación continua.

2. **Universidad de la Salud**

    - **Contacto:**
        - Sitio web : www.universitedelasante.fr
    - **Descripción:** Plataforma de formación en línea para profesionales de la salud, que ofrece cursos sobre diversos temas médicos y asistenciales.

Estos contactos y organizaciones de apoyo proporcionan valiosos recursos y servicios esenciales para cuidadores, profesionales sanitarios y pacientes. Aprovechando estos recursos, los cuidadores pueden mejorar sus habilidades, obtener apoyo emocional y profesional y prestar una atención de alta calidad a sus pacientes.

Referencias

- **Estudios y artículos científicos**

Estudios clínicos e investigación

1. "El impacto de una comunicación eficaz en los resultados de la atención sanitaria".

    - **Revista de la experiencia del paciente**
    - **Resumen:** Este estudio explora cómo la comunicación eficaz entre los profesionales sanitarios y los pacientes mejora los resultados clínicos. Destaca la importancia de la escucha activa, la empatía y la información clara para mejorar la satisfacción del paciente y los resultados sanitarios.
    - **Acceso :** Journal of Patient Experience

2. "Atención traumatológica pediátrica: una visión general".

    - **Urgencias pediátricas**
    - **Resumen:** Este artículo ofrece una visión general de las mejores prácticas y protocolos para el tratamiento de los traumatismos pediátricos. Aborda aspectos de la evaluación inicial, la estabilización y la rehabilitación de los niños que han sufrido un traumatismo.
    - **Acceso :** Urgencias pediátricas

3. "Prácticas de control de infecciones en los centros sanitarios

    - **Revista Americana de Control de Infecciones**
    - **Resumen:** La investigación examina las prácticas de control de infecciones en los establecimientos sanitarios y su eficacia para reducir las infecciones nosocomiales. El estudio destaca la importancia de la higiene de las manos, el uso de equipos de

protección individual (EPI) y los protocolos de desinfección.
- ○ **Acceso** : Revista Americana de Control de Infecciones

4. **"Apoyo psicológico a pacientes con enfermedades crónicas".**

- ○ **Revista de Psicología de la Salud**
- ○ **Resumen:** Este artículo examina las técnicas de apoyo psicológico para pacientes con enfermedades crónicas. Explora intervenciones como la terapia cognitivo-conductual, el apoyo emocional y los grupos de apoyo para mejorar la calidad de vida de los pacientes.
- ○ **Acceso:** Journal of Health Psychology

5. **"El papel de las enfermeras en los cuidados de urgencias".**

- ○ **Revista de Enfermería de Urgencias**
- ○ **Resumen:** Este estudio destaca el papel crucial de las enfermeras y los auxiliares sanitarios en los servicios de urgencias. Analiza las habilidades necesarias, los retos habituales y las estrategias para mejorar la atención al paciente en entornos estresantes.
- ○ **Accedido** : Revista de Enfermería de Urgencias

6. **"Intervenciones de salud mental para pacientes pediátricos".**

- ○ **Psiquiatría y Salud Mental del Niño y del Adolescente**
- ○ **Resumen:** Este artículo explora las intervenciones de salud mental para pacientes pediátricos, incluidas la terapia de juego, la terapia familiar y los programas de apoyo escolar. También examina los factores de éxito de estas intervenciones.
- ○ **Acceso** : Psiquiatría y Salud Mental Infanto-Juvenil

Artículos especializados y revisiones bibliográficas

1. **"Estrategias eficaces para el tratamiento del dolor pediátrico**

    - **Revista de tratamiento del dolor pediátrico**
    - **Resumen:** Este artículo revisa las estrategias eficaces para tratar el dolor en niños, incluido el uso de analgésicos, técnicas de distracción y terapia conductual. Destaca la importancia de una evaluación precisa del dolor pediátrico.
    - **Acceso** : Revista de tratamiento pediátrico del dolor

2. **"Avances en la atención traumatológica infantil**

    - **Revista de Cirugía Pediátrica**
    - **Resumen:** Esta revisión bibliográfica examina los avances recientes en el tratamiento de los traumatismos en niños, incluidas las nuevas técnicas quirúrgicas, los protocolos de reanimación y los enfoques multidisciplinarios.
    - **Accedido** : Revista de Cirugía Pediátrica

3. **"Prevención y control de infecciones en entornos sanitarios".**

    - **Revista de infecciones hospitalarias**
    - **Resumen:** Este artículo explora las mejores prácticas en materia de prevención y control de infecciones en establecimientos sanitarios, incluidas las estrategias de vigilancia, la formación del personal y las innovaciones tecnológicas.
    - **Acceso** : Revista de Infecciones Hospitalarias

4. **"Apoyo emocional al personal sanitario durante las pandemias".**

    - **Revista de Psicología de la Salud Laboral**
    - **Resumen:** Este estudio examina el impacto psicológico de las pandemias en el personal

sanitario y propone estrategias para proporcionar un apoyo emocional eficaz, incluyendo intervenciones psicológicas, programas de bienestar y recursos de apoyo.
- **Acceso** : Revista de Psicología de la Salud Laboral

Recursos y bases de datos en línea

1. **PubMed**

    - **Acceso** : pubmed.ncbi.nlm.nih.gov
    - **Descripción :** Base de datos de investigación médica que ofrece acceso a una amplia colección de artículos científicos y estudios clínicos en el ámbito de la salud.

2. **Biblioteca Cochrane**

    - **Cómo** encontrarnos : www.cochranelibrary.com
    - **Descripción** : Una fuente fiable de información sobre revisiones sistemáticas y ensayos clínicos controlados, que ayuda a los profesionales sanitarios a tomar decisiones con conocimiento de causa.

3. **ResearchGate**

    - **Cómo** encontrarnos : www.researchgate.net
    - **Descripción:** Plataforma en línea donde los investigadores publican sus trabajos, intercambian ideas y colaboran en proyectos de investigación.

4. **Google Académico**

    - **Cómo** encontrarnos : scholar.google.com
    - **Descripción :** Motor de búsqueda especializado en artículos académicos y estudios científicos, que proporciona acceso a miles de publicaciones en diversos campos.

5. **Scopus**

    - **Cómo** encontrarnos : www.scopus.com

- **Descripción**: Base de datos bibliográfica que contiene resúmenes y citas de artículos de revistas académicas, conferencias y patentes.

Estos estudios, artículos y recursos en línea proporcionan una base sólida para ampliar los conocimientos y mejorar la práctica clínica de los auxiliares sanitarios y otros profesionales de la salud. Al mantenerse al día de las últimas investigaciones y las mejores prácticas, pueden seguir prestando una atención de alta calidad y responder eficazmente a las necesidades de sus pacientes.

- **Directrices y recomendaciones profesionales**

Organizaciones internacionales

1. **Organización Mundial de la Salud (OMS)**
   - **Directrices de la OMS sobre prevención y control de infecciones**
     - **Descripción:** Directrices detalladas sobre prevención de infecciones, incluidas medidas de higiene, uso de equipos de protección individual (EPI) y protocolos de desinfección.
     - **Acceso**: OMS - Prevención y control de infecciones
2. **Consejo Internacional de Enfermeras (CIE)**
   - **Código deontológico para enfermeros**
     - **Descripción:** Conjunto de principios y normas para la práctica ética de la enfermería en todo el mundo, diseñado para guiar a las enfermeras en sus responsabilidades profesionales y personales.

- **Acceso:** Código Deontológico del CIE para enfermeras
3. **Centros para el Control y la Prevención de Enfermedades (CDC)**

    ○ **Directrices para la atención al paciente en los hospitales**
        - **Descripción :** Recomendaciones para la gestión de la atención hospitalaria, incluida la prevención de infecciones, los protocolos de atención de urgencia y la seguridad del paciente.
        - **Acceso** : CDC - Prácticas de control de infecciones sanitarias

Organizaciones nacionales

1. **Autoridad Nacional Francesa de la Salud (HAS) - Francia**

    ○ **Recomendaciones para la práctica clínica**
        - **Descripción:** Directrices y recomendaciones basadas en la evidencia para mejorar la calidad de la asistencia y la seguridad de los pacientes en los centros sanitarios franceses.
        - **Acceso:** HAS - Recomendaciones para la práctica clínica
2. **National Institute for Health and Care Excellence (NICE) - Reino Unido**

    ○ **Directrices clínicas**
        - **Descripción:** Guías basadas en la evidencia que cubren una amplia gama de condiciones médicas y sanitarias, diseñadas para ayudar a los profesionales sanitarios a prestar una atención de alta calidad.
        - **Acceso :** NICE - Directrices clínicas

3. **Asociación Americana de Enfermeras (ANA) - Estados Unidos**

    ○ **Normas de práctica enfermera**
    - **Descripción:** Normas y directrices para la práctica de la enfermería en Estados Unidos, destinadas a promover unos cuidados de alta calidad y la seguridad del paciente.
    - **Cómo** encontrarnos : <u>ANA - Normas de Práctica Enfermera</u>

Recomendaciones específicas para los auxiliares de enfermería

1. **Fédération Nationale des Aides-Soignants (FNAS) - Francia**

    ○ **Guía práctica para auxiliares sanitarios**
    - **Descripción :** Recomendaciones y buenas prácticas para auxiliares de cuidados, incluidos protocolos de cuidados, técnicas de comunicación con pacientes y familiares y gestión de situaciones de emergencia.
    - **Acceso :** FNAS - Guía práctica

2. **Asociación Nacional de Asistentes Sanitarios (NAHCA) - Estados Unidos**

    ○ **Competencias y normas profesionales**
    - **Descripción:** Estándares profesionales y habilidades requeridas para los auxiliares de cuidados, para garantizar una atención al paciente segura y eficaz.
    - **Cómo** encontrarnos : <u>NAHCA - Normas profesionales</u>

3. **Asociación Canadiense de Enfermeras Prácticas (CAPN) - Canadá**

    ○ **Normas prácticas para los auxiliares sanitarios**

- **Descripción:** Directrices sobre las competencias, responsabilidades y prácticas profesionales de los asistentes sanitarios en Canadá, destinadas a mejorar la calidad de la asistencia y la seguridad de los pacientes.
- **Acceso :** CAPN - Normas prácticas

Recursos especializados

1. **Sociedad Europea de Medicina de Urgencias y Emergencias (EUSEM)**
   - **Directrices para la atención de urgencia**
     - **Descripción :** Directrices y recomendaciones para la gestión de emergencias médicas, que cubren las mejores prácticas para el manejo de pacientes en situaciones críticas.
     - **Acceso :** EUSEM - Guía de Medicina de Urgencias y Emergencias
2. **Control de infecciones hoy**
   - **Artículos y directrices sobre control de infecciones**
     - **Descripción :** Recursos y recomendaciones sobre prácticas de control de infecciones destinadas a reducir las infecciones nosocomiales y mejorar la seguridad de los pacientes.
     - **Acceso :** Control de infecciones hoy
3. **MedlinePlus - Guía de cuidados para enfermedades infecciosas**
   - **Descripción:** Información completa sobre enfermedades infecciosas, incluidos síntomas, diagnóstico, tratamiento y medidas preventivas.

- **Acceso :** MedlinePlus - Enfermedades infecciosas

Programas de formación continua y certificaciones

1. **Asociación Americana del Corazón (AHA)**
   - **Certificación en reanimación cardiopulmonar (RCP) y primeros auxilios**
     - **Descripción:** programas de certificación de RCP y primeros auxilios, incluidos cursos en línea y formación práctica.
     - **Acceso :** AHA - RCP y Primeros Auxilios
2. **Instituto de Formación de Enfermería (IFSI) - Francia**
   - **Programas de formación continua para auxiliares sanitarios**
     - **Descripción:** Cursos de formación continua y avanzada para auxiliares de cuidados, que abarcan diversos aspectos de las técnicas de enfermería y cuidados.
     - **Acceso:** IFSI - Formación continua
3. **Servicios de formación de la Cruz Roja**
   - **Cursos de primeros auxilios y gestión de catástrofes**
     - **Descripción:** Formación en primeros auxilios, reanimación cardiopulmonar y gestión de catástrofes para profesionales sanitarios y voluntarios.
     - **Acceso :** Formación de la Cruz Roja

Siguiendo estas directrices y recomendaciones profesionales, los auxiliares de cuidados y otros profesionales sanitarios pueden garantizar una práctica de alta calidad, mejorar la seguridad de los pacientes y mantener un alto nivel en su atención diaria. Estos recursos proporcionan una base sólida para la formación continua, el desarrollo profesional y la mejora de las competencias.

www.ingramcontent.com/pod-product-compliance
Lightning Source LLC
Chambersburg PA
CBHW071913210526
45479CB00002B/399